CHRISTIAN SCHUBERT
STRESSTEST
CORONA

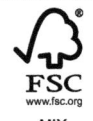

CHRISTIAN SCHUBERT

STRESSTEST CORONA

WARUM WIR
EINE NEUE MEDIZIN
BRAUCHEN

Bibliografische Information der Deutschen Nationalbibliothek:
Die Deutsche Nationalbibliothek verzeichnet diese Publikation
in der Deutschen Nationalbibliografie; detaillierte bibliografische Daten
sind im Internet über https://www.dnb.de abrufbar.

1. Auflage 2021
Projektleitung | Lektorat: Dr. MATHILDE FISCHER, Frankfurt
Umschlaggestaltung | Layout und Satz: GESINE BERAN, Turin
Umschlagmotiv: © shutterstock | MoreVector | ai_stock
Herstellung und Verlag: BoD-Books on Demand, Norderstedt
Printed in the European Union

ISBN 978-3-75575-840-2

INHALT

DAS KAPITAL STREBT NACH VERMEHRUNG seines Werts, verwandelt dazu alle Dinge in Werte (Wertausdrücke) und schließlich auch die Menschen selbst. Die Menschen werden unmenschlich: Sie lassen andere ertrinken, statt sie zu retten. Das ist nicht »ihre Natur«, das ist »zweite Natur«, die von (unmenschlichen) Verhältnissen gemachte Natur. Der Kapitalismus ist keine »menschliche« Produktionsweise. Insofern könnte man sagen: Der Kapitalismus ist es, der den Krieg »braucht« und damit auch den Neoliberalismus. Er braucht unsere Zustimmung nicht.

(KLAUS-JÜRGEN BRUDER in *Wendisch* 2021).

VORWORT

Liebe Leserinnen und Leser,

WAS IST DAS EIGENTLICH, was wir gerade erleben? Eine Pandemie? Der Zusammenbruch des Kapitalismus? Krieg? Oder alles zusammen? – Ich muss gestehen, ich weiß es nicht. Aber in einem bin ich mir sicher: Wir erleben mit der COVID-19-Krise die größte Krise der westlichen Medizin. Es ist ein Versagen der sogenannten Schulmedizin in fast allen Belangen und ganz besonders dort, wo man es normalerweise nicht erwarten dürfte: im Menschlichen.

Dies ist ein sehr persönliches Buch. Es soll meine eigene Sicht auf die COVID-19-Krise demonstrieren, so wie ich sie als ganzheitlicher Wissenschaftler, Arzt, Psychologe, Psychotherapeut und Vater zweier Kinder erlebe und seit dem Frühjahr 2020 auch öffentlich kommentiere. Die in diesem Buch versammelten Interviews, Artikel, Reden sowie Leserstimmen sollen Zeugnis ablegen von meiner Reise durch eine Zeit, wie ich sie noch 2019 für niemals möglich gehalten hätte. Eine Reise, die mich regelrecht herauskatapultierte aus der alten Normalität, die sich rückblickend für mich so unwirklich und falsch anfühlt.

Ich widme dieses Buch all jenen Opfern, die in dieser Krise noch nicht gesehen wurden und vielleicht auch niemals gesehen werden. Ganz besonders jenen Kindern und Jugendlichen, die durch die entmenschlichten Maßnahmen zur Bekämpfung der SARS-COV-2-Pandemie verängstigt, gedemütigt, genötigt, fehlbehandelt und dadurch missbraucht und traumatisiert werden. Ich widme dieses Buch all jenen, die noch nicht verstehen können, was da draußen vor sich geht, längst aber zu den größten Opfern der Pandemie zählen. Auch wenn ihr Leid vielleicht nicht sichtbar, nicht unmittelbar mit den Maßnahmen verbunden erscheint, sondern schleichend und verdeckt verläuft, so ist es nicht minder von größter Tragweite. Doch man wird den Zusammenhang ihrer später auftretenden Krankheiten und verringerten Lebenserwartung mit den Maßnahmen der COVID-Krise genauso leugnen, so wie das bei Traumatisierten in der Schulmedizin seit Jahr und Tag geschieht. Denn auch diese erleben nur allzu oft, dass sie von der biologistisch-reduktionistischen Medizin als rein körperlich Erkrankte abgetan werden, wo doch ihre Symptome häufig in kausalem Zusammenhang mit den früher erlittenen Traumatisierungen stehen.

Es wird nun unsere Aufgabe sein, diesen Kindern und Jugendlichen, aber auch allen anderen Betroffenen, eine Welt zu schaffen, wo ihre Verletzungen gesehen und zur Heilung gebracht werden können. Hierfür wünsche ich uns allen viel Kraft und Durchhaltevermögen.

Lans, November 2021

WIE ALLES BEGANN

FEINDE

FLEISCH, WINTER 2021
CHRISTOPH WAGNER

KURZ VOR OSTERN, in Innsbruck hat es über Nacht noch einmal geschneit. Viele Autos in der Innenstadt sind heute früh stehengeblieben, am Boden ist der Schnee schon geschmolzen, auf den Dächern der Autos ist noch der Rest zu sehen. In bester Lage, Maximilianstraße, keinen Kilometer vom goldenen Dachl wartet CHRISTIAN SCHUBERT in einem Nebengebäude der Universitätsklinik. SCHUBERT ist gut drauf. Mit Schwung öffnet er die Tür, er sieht die Maske: »Nein, nein, brauchen wir nicht!« Ein junger Mann kommt entgegen. Er trägt eine und sein Blick sagt, während er vorbeigeht: »Nicht schon wieder einer, der hier Fragen stellt.« SCHUBERT grinst weiter und reicht die Hand zum Gruß. Dann führt er in einen eher schmucklosen Besprechungsraum. Korkpinnwand, ein großer Tisch, krankenhausgelbe Vorhänge und ein Bild an der Wand. Darauf zu sehen vielleicht eine Giraffe, vielleicht ein Esel, vielleicht zwei Lamas, die hintereinander stehen. Vielleicht auch gar nichts aus der Tierwelt. Moderne Kunst.

SCHUBERT ist Psychoneuroimmunologe, er beschäftigt sich damit, wie sich Psyche, Nerven- und Immunsystem zueinander verhalten. Seit 25 Jahren forscht er dazu an der Medizinischen Universität Innsbruck, hat unzählige wissenschaftliche Artikel veröffentlicht und auch ein paar Bücher geschrieben. Das letzte, das erst Ende vergangenen Jahres erschienen ist, heißt:»Das Unsichtbare hinter dem Sichtbaren.«Als Fazit steht auf dem Klappentext:»Wir müssen Gesundheit und Krankheit völlig neu denken.«Er wird das in den nächsten eineinhalb Stunden genau so noch ein paar Mal sagen. Aber zuerst noch eine Runde Wasser holen. Vom vielen Reden bekomme er einen trockenen Mund.

SCHUBERT, das kann man ohne weiteres so sagen, ist ziemlich medienaffin. Er gibt gerne Interviews, die Öffentlichkeit schreckt ihn nicht, eher im Gegenteil. Von der Anfrage bis zur Zusage dieses Interviews hat es nur zweieinhalb Stunden gedauert. Dass ihm das Präsentsein ganz gut gefällt, sieht man auch auf seiner Website. Bis vor ein paar Jahren hat er dort ganz penibel jede Veröffentlichung, jeden Auftritt im Fernsehen oder im Radio archiviert. Zum Beispiel 2012 als er im ORF-Format »Kreuz und Quer« über das Wunder Heilung sprach oder drei Jahre später im Bayrischen Fernsehen Gesprächspartner war, als es um das Thema »Kraft der Gedanken: Kann man sich gesund denken?« ging. Irgendwann aber scheint er mit dem Ablegen der Auftritte nicht mehr hinterhergekommen zu sein. In den vergangenen Monaten gebe es nämlich einiges zum Nachtragen.

Mit mildem Sprudelwasser und einer Flasche Cola ist SCHUBERT dann startklar. Corona, sagt er, sei für ihn wie ein Elfmeter. Ein Satz, der wie einstudiert klingt. SCHUBERT muss selber lachen. Er erklärt das so: 25 Jahre habe er intuitiv darauf gewartet, dass etwas komme, das sehr deutlich mache, was alles schief laufe in der Medizin. Er lehnt sich zurück, malt mit seinen Handflächen über dem Kopf ein imaginäres Schild und ruft: »Corona deckt auf!« Vor einem Jahr, als alles begann, habe er das so für sich noch nicht formuliert gehabt und auch wenn das natürlich furchtbar sei, das so sagen zu müssen, aber für ihn als ganzheitlichen Wissenschaftler sei das alles gerade ganz wunderbar. Für seine Arbeit, sagt er, habe ihm nichts Besseres passieren können: »Mir geht es jetzt nicht nur um das Virus, mir geht es um ein Medizinsystem, das entmenschlicht ist, das nichts von Komplexität versteht.«

SCHUBERT hält die Maßnahmen der Bundesregierung für überzogen, gefährlich und unverantwortlich, weil, zumindest sieht er das so, auf die Folgeschäden komplett gepfiffen werde. Er hat sich da auch ein paar Gruppen und Vereinigungen angeschlossen, in denen er mit anderen Ärzten und Wissenschaftlern zusammenarbeitet. Er hat zum Beispiel die *Great Barrington Declaration* unterschrieben, eine Erklärung, die ernste Bedenken hinsichtlich der schädlichen Auswirkungen der Maßnahmen äußert. Auch beim *ICI*, der *Initiative für evidenzbasierte Corona-Information*, war er dabei. Ganz am Anfang aber, und das ist spannend, hatte selbst er etwas Sorge.

Im Februar 2020, es könnte auch schon März gewesen sein, als seine Frau, eine Dolmetscherin, mit ihrer gemeinsamen Tochter Schifahren ging. Überall, sagt SCHUBERT, hätte es geheißen, da steckt man sich damit an. Auf den Pisten, den Liften, in den Hütten. Seine Frau nahm es locker, wollte die letzte Möglichkeit nutzen, Ski zu fahren. SCHUBERT war weniger entspannt, sagte damals: »Ah, das finde ich riskant.«

Es dauerte aber nicht lang, dann war SCHUBERT umgepolt. »Die Sorge war tatsächlich schnell weg«, sagt er. Weil er sich die Zahlen genauer ansah und für sich bemerkte: Da läuft aus wissenschaftlicher Sicht was nicht ganz korrekt. Ihm fehlte das Miteinbeziehen der Dunkelziffer, ihm fehlte, dass die Toten seiner Meinung nach nie ins Verhältnis zu den Infizierten gesetzt wurden, und, das betont er gleich noch einmal: »Auch nicht zur Dunkelziffer.« Und irgendwann, sagt SCHUBERT, sei dann sowieso schon die Infektion zur Krankheit gemacht worden.

Nur ganz langsam stieg SCHUBERT damals in die öffentliche Debatte ein. Ein kleines Interview auf *businessinsider.de*, eine Woche später ein nächstes in der *Tiroler Tageszeitung*. Es wurde lauter. Dann, im Juni, trat er in einem Video des Biologen und Impfskeptikers CLEMENS ARVAY auf. In dem Besprechungsraum, in dem sie das Video mit dem Titel CORONA – *Irrweg der Maschinenmedizin* drehten, hatten sie zwischen sich ein Flipchart aufgebaut. Darauf stand in verschiedenen Farben Psyche, Umwelt, Genetik und Soziales. Von jedem Wort ging ein Pfeil auf das große Wort in der Mitte des Papiers: Immunsystem. SCHUBERT sagt, dieses Video, das sich bis heute knapp 76.000 Menschen ansahen, sei wie eine Zündung gewesen. Von da an sei er immer weiter angefragt worden. Für Interviews, Vorträge, Reden. SCHUBERT ging überall hin. Ins *Corona-Quartett* auf *Servus TV*, dann zum *Talk im Hangar 7*, er sprach auf einer Demonstration in München und dann auch auf einer in Innsbruck, dazwischen immer mehr YouTube-Geschichten. Er lehne da nichts ab, mache überall mit. Es sei seine Möglichkeit, rauszukommen aus seiner Blase. Weil wissenschaftliche Artikel schreiben? Schön und gut, aber das bringe gerade nichts, diese Blase sei noch kleiner als alle anderen Blasen, die sich gerade entwickeln würden. Selbst *Servus TV* sei ja schon eine. Aber das sei gar nicht so wichtig. Weil er auch, obwohl er sicher sei, mit seiner Meinung richtig zu liegen, realistisch genug sei, dass er einen Impfbefürworter nicht davon überzeugen könne, es doch sein zu lassen.

SCHUBERTS Handy läutet, eine nicht eingespeicherte Nummer, er drückt sie weg, dreht sein iPhone um. Auf der Schutzhülle seines Telefons hört ein gezeichneter Schimpanse mit großen Kopfhörern Musik. Jaja, sagt SCHUBERT, wenn man möchte, könne man ruhig schreiben, dass er sich den Demonstranten zugehörig fühle. Immerhin habe er ja auch Reden dort gehalten. Er wisse, wovon er spreche. Weil im Gegensatz zu anderen sei er auch auf Tuchfühlung gegangen, habe sich das nicht nur vom Fernsehen aus angesehen. Die Organisatoren der *Querdenker-Bewegung*, die ihn gebeten hätten aufzutreten, seien ihm zwar nicht wirklich sympathisch gewesen, nicht mal begrüßt hätten sie ihn. Trotzdem: Ein Land, sagt SCHUBERT, das Querdenker sofort zu Rechtsradikalen abstempelt, gehe verantwortungslos mit der Geschichte um. Wer glaubt, dass es bei CORONA um rechts oder links gehe, hat laut ihm sowieso nichts verstanden.

VOR ALLEM, UND DAS VERSUCHT SCHUBERT gar nicht zu verstecken, gehe es ihm um seine eigene Sache. Wenn es dann die Chance gebe, vor vielen Leuten zu sprechen, könne er nicht anfangen, groß zu schauen, wer davor spricht und wer danach. Ihm gehe es darum, jetzt mit dem Volk in Kontakt zu treten:»Ich will, dass denen, die sich in der CORONA-Debatte noch trauen anders zu denken, der Rücken gestärkt wird, dass die, die intuitiv spüren, dass da etwas nicht richtig ist, ein Backup von der Wissenschaft kriegen.«

Zweifellos hat SCHUBERT seine Fans. Aber er werde jetzt bald sechzig, sagt er dann, und da müsse er schon aufpassen, dass er keine existenziellen Probleme bekomme wegen dem, was er da gerade veranstalte. Immerhin habe er ja auch zwei Kinder. Was er damit meine sei, dass es natürlich auch Menschen gebe, denen es nicht so gut gefällt, was er sagt. Zum Teil nehme er das eh ziemlich locker. Während des *Talk im Hangar 7*, zum Beispiel, sei auf der Website des *Standard* ein Live-Blog zum Mitdiskutieren mitgelaufen. Seine Frau habe ihm danach gesagt:»Das musst du dir anschauen.« Nach den positiven Meldungen, sagt SCHUBERT, hätte er schon ganz genau suchen müssen. Mehr treffen würde ihn aber, wenn es ihm beruflich nahegehe, wenn ihm Probleme gemacht würden. Das passiere schon. Auf der Uni gebe es schon existenziellen Gegenwind. Und auch vom Rektor habe er in bestimmter Form bereits gehört, ob er noch alle beisammen habe. Anwälte würden sich schon um die Sache kümmern.

Aber ist es ihm das alles wert? Der Druck, die Verunglimpfung, das Nichtwissen, wie das alles weiter geht? Wenn man ihm so zuhört, bekommt man fast den Eindruck, abschätzen, abwiegen, die Frage nah an sich heranlassen – das tut CHRISTIAN SCHUBERT nur ganz wenig. Er wimmelt da eher ab, sagt dann Dinge wie:»Ich bin es seit 25 Jahren gewohnt, etwas zu tun, was viele andere nicht goutieren.« Oder:»Ich habe schon immer was riskiert und Dinge gemacht, von denen ich keinen Vorteil habe.« SCHUBERT ist völlig davon überzeugt, was er vertritt:»Ich fühle mich selbstwirksam. Ich fühle mich unter Kontrolle.« Es wirkt, als wäre er zu Beginn von CORONA auf eine Welle aufgestiegen, von der er nicht mehr runter will. Zumindest jetzt noch nicht. So ähnlich sieht er das auch selbst. Er sei reflektiert und selbsterfahren genug, dass er wisse, welche Antriebskräfte es gebe. Aus reinster Nächstenliebe, so offen ist SCHUBERT, stelle er sich natürlich nicht in die Auslage.»Ich habe auf meinen Elfmeter und auf den richtigen Zeitpunkt gewartet und viel einstecken müssen. Jetzt freue ich mich und das muss raus.«

SCHUBERTS Kritik ist, dass die Art von Medizin, auf die auch während der Pandemie gesetzt werde, den Menschen wie eine Maschine behandle.»Es wird auf Stoffe geschaut und nicht auf das Ganze«, sagt SCHUBERT. Der Körper werde vom Geist gespalten. Und warum er jetzt so vehement dagegen ausreite, liege daran, dass er einer Medizin, die so vorgehe, nicht zutraue, eine Gesellschaft durch eine Pandemie zu führen. Weil es eben nicht beim Jetzt bleibe und das, was danach komme, weitestgehend ausgeblendet werde. Er zählt auf: Langzeitfolgen, Depressionen, Kinder, die Angststörungen entwickeln, Traumata, die Lebensjahre kosten. Der Lockdown, sagt Schubert, sei nichts anderes als eine Stoßaktion gewesen, die das Leben vieler Menschen langfristig riskiere.

Wenn man ihn nach all dem fragt, wie er es gemacht hätte, sagt SCHUBERT sofort und ohne zu zögern: Schweden.»Für mich ist dieser ANDERS TEGNELL (Schwedens Chef-Epidemiologe) ein Wahnsinnstyp. Der hat Erfahrung in Afrika mit den

Ebola-Geschichten, ist ganzheitlich orientiert und hatte Mut.«
So jemand, sagt SCHUBERT, müsse mal den Nobelpreis kriegen.
Einer, der sich gegen die ganze Welt gestellt habe. Auf die etwa
4.000 mehr CORONA-Toten in Schweden (Stand Anfang April)
entgegnet er:»Wenn Sie mir das vorrechnen, sag ich: 300.000
Tote in Österreich. Nicht jetzt, aber in den nächsten fünfzig Jahren.« Schweden habe die vermieden. Das glaube zumindest er
und das sei die einzige Rechnung, die für ihn zähle. Alles andere
sei einseitig und kurzsichtig.

Vor einem Jahr bezeichnete SCHUBERT in einem Interview mit der *Tiroler Tageszeitung* andere Ärzte als»Maschinenmediziner«. An seiner Uni gingen sie ihn an. Warum sollten sie
sich so diskreditieren lassen? SCHUBERT lacht, sagt, der Begriff
sei medizinphilosophisch, könne man alles nachlesen. Und überhaupt: Wenn es nach ihm gehe, gehe es nach CORONA sowieso
um ein ganz anderes Paradigma, das Ganzheitsparadigma nämlich –»aber das können manche der Kollegen nicht mal buch-
stabieren.«

TEIL 1 | PSYCHE UND IMMUNSYSTEM

MEDIZIN DER GEFÜHLE

APOTHEKEN UMSCHAU, 07/2021
SONJA GIBIS

EIN FINNISCHES FORSCHUNGSTEAM hat untersucht, wo Menschen ihre Emotionen im Körper verorten. Demnach ballt sich Furcht vor allem in der Herzgegend, Ekel sitzt in Hals und Kehle, Liebe erfüllt vor allem Kopf, Brust und Körpermitte, während die Beine nahezu unbeeinflusst bleiben. Und das unabhängig von Herkunft oder Kultur, so die Wissenschaftlerinnen und Wissenschaftler im Fachblatt *PNAS*.

Doch wie kann das sein? So selbstverständlich die Erfahrung ist, dass, wenn wir fühlen, gleichzeitig unser Körper reagiert, so schwer taten sich über Jahrhunderte die Gelehrten mit dieser Tatsache. Seele und Körper wurden als getrennte Einheiten gedacht – was eine viel diskutierte Frage aufwarf: Wie kann die körperlose Seele auf die Materie des Leibes wirken? Der französische Philosoph RENÉ DESCARTES (1596–1650), Vater der strengen Leib-Seele-Trennung, hielt die Zirbeldrüse, ein zapfenförmiges Gebilde an der Rückseite des Mittelhirns, für das Vermittlerorgan.

Die Zirbeldrüsen-Theorie war schnell vom Tisch. »Die Trennung von Leib und Seele prägte über Jahrhunderte die Vorstellung vom Menschen«, sagt Professor CHRISTIAN SCHUBERT von der Universitätsklinik für Medizinische Psychologie in Innsbruck. Nicht zuletzt in der Medizin. Der Körper wurde als eine Art Maschine gedacht. Sie kann kaputt gehen, lässt sich aber auch reparieren. Die Medizin konzentrierte sich vor allem auf die Suche nach dem richtigen Werkzeug.

Inzwischen stellen Forscherinnen und Forscher aus unterschiedlichen Bereichen die alte Zweiteilung nicht nur in Frage: »Psyche und Körper bilden eine untrennbare Einheit, daran besteht kein Zweifel«, sagt SCHUBERT. In der Medizin lenkt dies den Blick auf einen Zusammenhang, der lange vernachlässigt wurde: der Einfluss von Emotionen und Gefühlen auf unsere körperliche Gesundheit.

Auch der Mediziner, Psychologe und Psychotherapeut SCHUBERT untersucht in seinem Innsbrucker Labor diese wechselseitigen Wirkungen. Im Zentrum seiner Forschungen steht ein ausgeklügeltes Schutzsystem des Körpers. Ob Bakterium oder Virus, Pilz oder Parasit – versucht sich ein krankmachender Erreger auszubreiten, greift das Immunsystem an. Erkenntnisse aus SCHUBERTs Fachgebiet, der *Psychoneuroimmunologie*, zeigen: Wie erfolgreich der Kampf verläuft, entscheidet sich auch in unserem Kopf. Die körpereigene Abwehr steht in engster Verbindung mit der Psyche. Negative Emotionen wie Angst, Trauer und Isolation sowie die Unterdrückung von Gefühlen können sie langfristig hemmen.

Dass Belastungen unsere Abwehr lähmen, haben inzwischen zahlreiche Untersuchungen gezeigt. So heilen bei Studierenden im Prüfungsstress Wunden deutlich langsamer. Nach dem Verlust eines geliebten Partners schlagen sogar Impfungen schlechter an. Andererseits vermögen Gefühle wie Freude, Dankbarkeit, das Gefühl von sozialer Eingebundenheit geradezu als Abwehrbooster zu wirken. »Das können wir in unseren Studien klar sehen«, sagt SCHUBERT.

Doch woher weiß ein T-Lymphozyt, ob ich im Dauerstress bin, eine Killerzelle, ob ich mich freudevoll und entspannt fühle? Inzwischen sind einige Wege bekannt, über die Psyche und Körperabwehr kommunizieren. »Sie nützen dieselbe biochemische Sprache«, erklärt SCHUBERT. An den feinen Nervenenden werden Botenstoffe, sogenannte Neuropeptide, ausgeschüttet, die unmittelbar auf Immunzellen wirken. Diese besitzen überdies Andockstellen für Hormone. Nervenzellen reagieren dagegen auf Zytokine, Botenstoffe des Immunsystems. Die Folge: Kämpft unser Körper gegen einen Erreger, fühlen wird uns auch krank, sind müde, schlapp, ziehen uns zurück. Durch diese Verhaltensveränderung wird wiederum Energie für den Abwehrprozess eingespart. Der Zusammenhang zwischen Psyche und Immunsystem ist so eng, dass der Forscher den psychischen Anteil an der Abwehrfunktion nur ungern beziffert. »Es gibt gar keine echte Trennung.«

Bekannt ist zudem: Während akuter Stress das Immunsystem kurzfristig hochfährt, bewirkt chronische Belastung das Gegenteil. Das immunologische Gleichgewicht gerät aus der Balance. Im Körper kommt es zu einer leichten chronischen Entzündung. Dies kann einerseits Autoimmunerkrankungen wie Rheuma aufflammen lassen, verringert aber auch die Schlagkraft gegen neue Erreger.

Dass dies auch in der CORONA-Pandemie eine Rolle spielt, hält SCHUBERT für sehr wahrscheinlich. So lebten viele Menschen monatelang nicht nur in der Angst zu erkranken. Hinzu kamen finanzielle Sorgen, Wut und Ärger stauten sich an. Nicht zuletzt führte die Einschränkung von sozialen Kontakten zu Einsamkeit. Studien zufolge schadet diese unserer Gesundheit so sehr wie 15 Zigaretten täglich. »All das hemmt die kollektive Abwehr«, sagt SCHUBERT. Eine Tatsache, die nach Ansicht des Forschers allzu oft übersehen wird. »Alle schauen auf das Virus, der Mensch gerät außer Acht.«

AUCH FÜR DEN PSYCHOTHERAPEUTEN CHRISTIAN SCHUBERT ist eine gute Medizin nur die, welche den Menschen als emotionales und soziales Wesen ins Zentrum stellt. Eine wichtige Voraussetzung: Zeit. Um miteinander zu reden, die Anliegen der Patientin oder des Patienten wahrzunehmen, eine tragfähige Beziehung aufzubauen. Doch kaum etwas wird im modernen Gesundheitssystem so miserabel vergütet wie Gespräche. »Hier sehen wir, dass wir noch nicht in einer neuen Medizin angekommen sind«, sagt er. »Einer Medizin, die den Menschen nicht mehr zerteilt und als Maschine betrachtet. Und in der der Besuch beim Therapeuten für die Seele so selbstverständlich ist wie der beim Allgemeinarzt.«

KREBS, ENTZÜNDUNGEN, HERZLEIDEN
WIE STRESS KINDER ALS ERWACHSENE KRANK MACHT

FOCUS ONLINE, 28.07.2021
Interview: GINA METZLER

FOCUS ONLINE (FO): *Professor Schubert, Sie sind Experte auf dem Gebiet der Psychoneuroimmunologie, einer Disziplin in der Medizin, die den wenigsten Menschen ein Begriff sein dürfte. Womit genau beschäftigen Sie sich?*

CHRISTIAN SCHUBERT (CS): Die Psychoneuroimmunologie erforscht den Einfluss der Psyche, also von Erleben und Verhalten auf das Körperinnere, und zwar auf Immunsystem, Hormonsystem und Nervensystem – also all die Systeme, die relevant sind, wenn es um die Stressverarbeitung geht.

Das ist die eine Wirkrichtung: von Psyche zu Immunsystem. Aber es gibt auch die andere Wirkrichtung. Dabei beschäftigen wir uns mit der Frage: Wie interferiert das Immunsystem mit der Psyche. Also: Gibt es Hinweise, dass unser Erleben und unser Verhalten in gewisser Weise vom immunologischen Zustand des Organismus abhängig sind?

FO: *Wir verhalten uns also anders, wenn wir krank sind?*

CS: Genau. Wenn wir zum Beispiel eine Infektion durchmachen und wir spüren, dass wir krank werden, dann erleben wir uns entsprechend verändert und verhalten uns auch anders: Wir sind erschöpft, wir gehen ins Bett, wir suchen weniger Kontakt mit anderen Menschen – das ist immunologisch bedingt und fungiert als Schutzfunktion. Zytokine, also Botenstoffe des Immunsystems, überqueren die Blut-Hirn-Schranke und setzen im Gehirn Effekte, die uns letztendlich dazu bringen, Energie für den Heilungsprozess einzusparen. Dieser sehr interessante Bereich der Psychoneuroimmunologie wird nun auch mehr und mehr erforscht.

FO: *Wie genau hängen denn Psyche und Gesundheit bzw. Krankheit zusammen?*

CS: Es gibt keine Krankheit, bei der nicht auch die Psyche eine Rolle spielt. Das mag zunächst etwas gewagt klingen. Denn nicht jede Erkrankung ist ursächlich und direkt mit psychischen Einflüssen erklärbar. Bei einer viralen Infektion zum Beispiel ist unmittelbar das Virus Auslöser der Erkrankung. Jedoch reicht ja für eine psychische Beteiligung an einer Krankheit auch, dass die psychische Verfassung es schwerer oder leichter macht, an einer Virusinfektion zu erkranken. Wer beispielsweise gestresst ist, infiziert sich deutlich leichter und dessen Infektionserkrankung verläuft auch schwerer.

Eine chronische Erkrankung entsteht auch nicht über Nacht, sondern als Folgeerscheinung von jahre-, mitunter jahrzehntelangen psychischen Belastungen, die oft mit gesundheitsschädlichen Verhaltensweisen verbunden sind. Das schaukelt sich über Jahre hinweg auf.

FO: *Welche Krankheiten stehen denn besonders in Zusammenhang mit psychischen Faktoren?*

CS: Herz-Kreislauf-Erkrankungen stehen zum Beispiel ganz stark in Verbindung mit psychischen Faktoren. Studien haben beispielsweise einen Zusammenhang mit unterdrücktem Ärger, psychischer Belastung und Depressivität nachgewiesen. Nachgeschaltet werden dann die üblichen gesundheitsschädigenden Verhaltensweisen angewandt. Also: Wer depressiv ist, wer gestresst, verärgert und wütend ist und diese Wut aber nicht gut ausdrücken oder den Stress nicht abbauen kann, der neigt stärker dazu, sich schlechter zu ernähren, zu rauchen, sich wenig zu bewegen und mehr Alkohol zu trinken. Und all diese Faktoren führen dann in Kombination dazu, dass eine solche Krankheit entsteht.

FO: *Bei welchen anderen Krankheiten ist dieser Zusammenhang noch nachgewiesen?*

CS: Wir wissen auch, dass Krebs in Abhängigkeit von chronischer psychischer Belastung steht. Der Sympathikus, ein Teil des vegetativen Nervensystems, ist eine wichtige Stress-Achse in unserem Körper und verbindet die Außenwelt und das Gehirn mit dem Immunsystem. Er ist direkt mit Immunzellen und auch mit Krebszellen verschaltet. Und wenn er aktiviert wird, durch Stress, Angst, Furcht, Belastungen, dann können sich Krebszellen leichter vermehren sowie metastasieren und die Chemotherapie ist nicht so wirksam, wie man es sich erhoffen würde.

Ähnliches gilt für das Stresshormon Cortisol, welches über den Blutweg Immun- und Krebszellen erreicht und das Wachstum von Krebs begünstigt. Diese Verbindungen sind bereits gut wissenschaftlich belegt und entsprechend kann man davon ausgehen, dass chronischer Stress, belastende Erlebnisse und biographische Traumata langfristig gesehen diese Erkrankungen mit triggern.

FO: *Wie ist es mit Autoimmunkrankheiten? Immer mehr Menschen leiden darunter und die Medizin findet oft keine Möglichkeit zur Heilung für Betroffene.*

CS: Bei Autoimmunkrankheiten gibt es Überlegungen, dass Aggression von den Patienten nicht adäquat ausgedrückt werden kann, sondern nach innen gerichtet wird. Auto-Aggression und Auto-Immunität könnten in Verbindung stehen und ich gehe davon aus, dass auch hier das Nervensystem und letzten Endes das Immunsystem unbewusst dazu gebracht wird, gegen den eigenen Körper vorzugehen.

Und da gibt es ja eine ganze Reihe unterschiedlicher Autoimmunerkrankungen: Rheuma, Lupus, Multiple Sklerose, Morbus Crohn, Diabetes Typ 1. Viele Jahrzehnte lang sind ja die Autoimmunkrankheiten nicht mit psychischen Faktoren untersucht worden. Da hat man sich die Zellen angeguckt oder den Krankheitsverlauf und hat Korrelationen mit den verschiedensten Faktoren vorgenommen – aber eben nicht mit psychischen und sozialen. Und jetzt, langsam, aber sicher, wird auch das Psychische mit hineingenommen in die Rechnung und plötzlich sieht man: Oh, Autoimmunerkrankungen haben viel mit traumatischen Erfahrungen in Kindheit und Jugend zu tun. Zum Beispiel mit Missbrauchserfahrungen.

Da gibt es sehr große wissenschaftliche Projekte, die ganz klar zeigen, dass diese schweren Entzündungskrankheiten in Zusammenhang mit Traumatisierungen stehen.

FO: *Warum haben so viele Krankheiten, vor allem solche, die mit Entzündungen zu tun haben, mit Erlebnissen in der Kindheit zu tun?*

CS: Es gibt eine starke Korrelation zwischen Entzündungskrankheiten und Kindheitserlebnissen. Dafür gibt es sehr belastbare Daten, die zeigen: Menschen, die in der frühen Kindheit zum Beispiel Bindungsstörungen, Traumata oder Missbrauchserfahrungen erfahren haben oder in einem harschen Familienklima aufwachsen mussten – diese Menschen haben eine hohe Gefahr, dass sie später stressbedingte Entzündungsanstiege und Entzündungskrankheiten entwickeln. Der Grund dafür sind Immunentwicklungsstörungen – wobei man natürlich sagen muss, es sind psycho-immunologische Entwicklungsstörungen, denn das psychische Erleben ist dabei der übergeordnete, auslösende Faktor. Dazu gehören ganz klar Autoimmunerkrankungen, aber auch Herz-Kreislauf-Erkrankungen und viele andere Erkrankungen, wie beispielsweise Schmerzstörungen, Darmkrankheiten und dementielle Erkrankungen, denn die meisten haben etwas mit Entzündungsphänomenen zu tun.

FO: *Die Bindung zwischen Kindern und ihren Eltern hat also einen starken Einfluss auf ihre Gesundheit?*

CS: Ja, sogar einen lebenslangen Einfluss. Frühe Bindungserfahrungen hängen eng mit der Entwicklung des Stresssystems zusammen. Wenn Kinder auf die Welt kommen, sind sie ja nicht fertig in ihrer Entwicklung. Das Stresssystem, also der Bereich unseres Organismus, der in enger Auseinandersetzung mit der Umwelt steht, mit dem wir auf Außeneinflüsse reagieren, ist im Werden. Umwelt muss ja erst verstanden und verarbeitet werden. Das beginnt im Mutterleib, geht dann aber natürlich nochmal so richtig los, wenn man auf der Welt ist.

Je nachdem, welche Erfahrungen ein Kind in der ersten Lebensphase mit seinen Eltern oder engen Bezugspersonen macht, entwickelt sich ein bestimmtes Bindungsmuster. Bindungsforscher unterscheiden zwischen sicher und unsicher gebunden und bei den unsicher gebundenen Kindern gibt es noch die Unterteilung in unsicher-vermeidend, unsicher-ambivalent und desorganisiert.

FO: *Die Art der Bindungserfahrung gibt also auch Aufschluss über die körperliche Gesundheit der Kinder?*

CS: Es gibt eine entscheidende Phase in der Kindheit, etwa zwischen dem ersten und ungefähr zwölften Lebensjahr. Sie dauert etwa so lange, bis die Kinder kognitiv so reif sind, dass sie der Welt rational verstehend begegnen können. Diese Phase bezeichnen wir als *Stress Hyporesponsive Period (SHRP)*. In dieser Phase sind die Kinder durch die tatsächliche Geborgenheit der Eltern, aber auch durch die imaginierte sichere Bindung zu den Eltern geschützt.

Imaginierte sichere Bindung heißt, die Eltern müssen gar nicht im Raum sein und trotzdem reagieren die Kinder auf Stressoren so, als ob die Eltern schützend anwesend wären. Sichere Bindung entsteht, wenn das Kind viel Liebe, Wärme und körperliche Nähe erfahren hat, wenn es an die Brust genommen worden ist, wenn Mutter und Vater angemessen auf die Signale des Kindes reagiert haben, wenn also eine positive Resonanz zwischen Eltern und Kind entstanden ist und das Kind sich aufgehoben und sicher fühlt, weil die Reaktion der Eltern entsprechend der kindlichen psychophysiologischen Äußerungen ausgefallen ist.

Wenn diese sichere Bindung vorhanden ist, kommt es zu der Stress Hyporesponsive Period, in der das Kind im Gefühl einer sicheren Bindung mit der Umwelt in Interaktion tritt. Wenn dann alltägliche Stressoren auftreten, werden diese vom Stresssystem in einer die Entwicklung des Organismus nicht störenden Form beantwortet.

FO: *Warum beginnt diese Phase erst nach einem Jahr?*

CS: Bei der Geburt weist das Kind noch relativ viel Cortisol auf, weil Cortisol besonders am Ende der Schwangerschaft zum Schutz des Fetus vor zu viel Entzündungsaktivität verstärkt ausgeschüttet wurde. Der Cortisolspiegel des Kindes wird aber im ersten Lebensjahr immer weniger. Dieses erste Lebensjahr ist interessanterweise auch entscheidend für die Bindungsentwicklung.

Nach einem Jahr geht das Kind dann, wenn es sicher gebunden ist, in die Stress Hyporesponsive Period über, in der in einer stressigen Situation nur mehr wenig Cortisol ausgeschüttet wird. Somit fällt auch der cortisolbedingte Einfluss auf das Immunsystem weg, was dem Immunsystem ermöglicht, sich ungestört zu entwickeln.

FO: *Was bedeutet das für diese Lebensphase der Kinder?*

CS: In dieser Lebensphase der Kinder ist es unglaublich wichtig, dass das Immunsystem gut trainiert wird, dass das Kind mit Antigenen in Kontakt kommt, zum Beispiel mit anderen Kindern, mit Schmutz, mit Bakterien, mit Viren, mit allem, was da draußen in der Umwelt so vor sich geht. So kann sich das Immunsystem entwickeln und eine gute Abwehrkraft ausbilden.

FO: *Was passiert nach dieser Lebensphase im Körper der Kinder?*

CS: Die sicher gebundenen Kinder verlassen nach etwa zwölf Jahren diese Periode der Stress-Hyporesponsibilität und reagieren dann ganz normal wie Erwachsene auf Stressoren, mit denen sie in Kontakt kommen.

FO: *Welche Unterschiede gibt es bei unsicher gebundenen Kindern?*

CS: Bei unsicher gebundenen Kindern fehlt diese Stress Hyporesponsive Period, die so fundamental wichtig für die gesunde Entwicklung des Immunsystems ist. Das heißt, diese Kinder reagieren auf Stressoren in den ersten ungefähr zwölf Lebensjahren ohne den Schutz einer sicheren Bindung.

Dadurch haben sie ein grundsätzlich höheres Stresserleben, dauernd erhöhte Cortisol-Werte, einen ständig erniedrigten

Immunschutz, werden auch dauernd krank in dieser Zeit – entweder, weil sie viele Infektionen durchmachen oder weil sie Allergien entwickeln.

Das heißt, in diesem Zeitraum, in dem die sicher gebundenen relativ ruhig und ohne zu viel Krankheit unterwegs sind, sind die unsicher gebundenen stärker durch Erkrankungen gefährdet. Am stärksten betrifft es natürlich die Kinder mit einem desorganisierten Bindungsstil, der häufig auch mit psychiatrischen Auffälligkeiten einhergeht, zum Beispiel Borderlinestörungen und Psychosen.

FO: *Was passiert denn im Körper dieser Kinder, die nicht durch eine sichere Bindung geschützt sind?*

CS: Unsicher gebundene Kinder sind, wie gesagt, dem Stress ungeschützt ausgeliefert in den ersten etwa zwölf Jahren und dann kommt es zu einem Bruch. Das Stresssystem bricht zusammen. Es scheint einem so großen Druck ausgesetzt gewesen zu sein in diesen Jahren, dass es zum Crash kommt und dann dreht es sich um: Das heißt, das Cortisol wird nicht mehr freigesetzt, wenn der Jugendliche gestresst ist.

Und das Gefährliche ist: Wenn das Cortisol unter Stress nicht mehr freigesetzt wird, dann hat das Folgen für die Gesundheit. Denn normalerweise dient Cortisol dazu, stressbedingte Entzündungsanstiege zurückzuregulieren. Wenn das nicht mehr der Fall ist, ist der Weg in Richtung Entzündungskrankheit geebnet.

FO: *Was passiert denn mit diesen betroffenen Kindern und Jugendlichen? Wenn sie aufgrund der Entzündungsphänomene in ihrem Organismus eines Tages körperliche Symptome entwickeln, gehen doch die meisten vermutlich zu einem Arzt und nicht zu einem Psychiater.*

CS: Das ist völlig richtig. Der medizinische Industriekomplex steht hier schon bereit, um diese Menschen abzufangen und ihnen Cortison zu verabreichen, also von außen künstlich zuzuführen. Oder ein anderes schweres, entzündungslinderndes und damit immunsuppressives Medikament. Solche Medikamente sind jedoch selbst wieder mit der Gefahr verbunden, schwere Erkrankungen, zum Beispiel Krebs zu entwickeln. Damit wird den Patienten also nicht wirklich geholfen, gesund werden sie dadurch nicht. Dafür bräuchten sie langfristige psychotherapeutische Unterstützung.

FO: *Wenn diese Zusammenhänge nachgewiesen sind, wenn es Belege dafür gibt, dass körperliche und geistige Gesundheit untrennbar miteinander verbunden sind – wie kommt es dann, dass den wenigsten Menschen – und offenbar auch Ärzten – dieser Zusammenhang bewusst ist?*

CS: Es stimmt leider, dass die wenigsten darüber Bescheid wissen, obwohl das alles wissenschaftliche Evidenz ist. Die großen Fragen, die wir uns stellen müssen, sind: Warum werden diese wichtigen Erkenntnisse von der konventionellen Medizin nur so langsam und zum Teil gar nicht angenommen? Was sind die Hindernisse? Warum kennen so wenige Menschen den Zusammenhang zwischen körperlicher, geistiger und seelischer Gesundheit? Das sind ganz wichtige Fragen, wenn es um eine grundlegende Veränderung der derzeitigen Medizin gehen soll.

Das ist auch einer meiner Hauptkritikpunkte am derzeitigen COVID-19-Management: Dass letztendlich eine Medizin, die das Psychische und Soziale nicht mit hineinnimmt in die Rechnung, uns Maßnahmen vorschreibt, die rein auf die Eindämmung des Virus abzielen – als ob es unser Immunsystem nicht gäbe! Dasselbe gilt für die einzige Behandlungsmöglichkeit, nämlich die Impfung. Ich halte diese vereinfachte und reduzierte Sicht der Medizin für falsch und gefährlich.

FO: *Was ist denn Ihre Medizin?*

CS: Die Medizin, mit der ich mich auseinandersetze, ist eine ganzheitliche. Und da müssen wir uns die Frage stellen: Sind die Maßnahmen angemessen – vor dem Hintergrund, was sie eben auch psychisch und sozial mit den Menschen tun? Und was das dann auch wieder für einen Effekt auf das Immunsystem und die Infektionsanfälligkeit der Menschen hat. Und so drehen wir uns eigentlich massiv im Kreis derzeit, indem wir Menschen durch die Maßnahmen unter Stress setzen und uns dann wundern, dass die Inzidenzen steigen. Das ist ein Paradox. Und das kommt meiner Meinung nach von einem falschen Medizinparadigma.

FO: *Sie haben vorhin beschrieben, wie wichtig es ist, dass die Kinder durch Kontakt mit anderen, aber auch durch Kontakt mit Bakterien, Viren, Dreck usw. ihr Immunsystem trainieren. Haben die Maßnahmen auch darauf einen negativen Einfluss?*

CS: Auf jeden Fall! Auch hier kritisiere ich die Maßnahmen. Wenn Kinder in sterilen, sozial isolierten Umgebungen hinter Masken versteckt sind, dann können sie sich auch nicht richtig im Sinne ihrer Biologie entwickeln – da geht es gar nicht nur um die psycho- und soziologischen Aspekte, sondern natürlich auch um die Biologie.

FO: *Denken Sie, dass die Corona-Maßnahmen langfristige Schäden bei den Kindern hinterlassen werden?*

CS: Auf jeden Fall! Einmal könnte aufgrund des eben erwähnten Mangels an antigenem Immuntraining die spätere Anfälligkeit für Krankheiten steigen. Weiter dürfte es in einem solchen Lockdown, der jetzt über Monate lief, zu Entwicklungsverzögerungen und Bindungsveränderungen durch fehlende Kontakte zu Gleichaltrigen und nahen Verwandten, zum Beispiel Großeltern gekommen sein. Auch können wir davon ausgehen, dass es hinter den verschlossenen Türen einer kleinen 50- oder 70-Quadratmeter-Wohnung mit drei, vier Kindern und durch Arbeitslosigkeit massiv gestressten Eltern deutlich häufiger zu Traumatisierungen der Kinder gekommen ist. Es gibt unzählige Beispiele dafür, wie die Lockdown-Zeit traumatische Erfahrungen bei Kindern begünstigt.

Monatelang wurden diese Kinder nicht gesehen, kein Lehrer konnte das Jugendamt einschalten oder die Kinder irgendwie schützen. Das ist ein Drama ungeahnten Ausmaßes, das erst jetzt nach der Lockerung der Maßnahmen zutage tritt. Viele Kinder und Jugendliche sind deutlich depressiver und ängstlicher im Vergleich zur Zeit vor den COVID-Maßnahmen, leiden unter Zwangs- und Essstörungen, sind selbstmordgefährdet.

Und wenn diese möglicherweise schweren Traumatisierungen jetzt stattgefunden haben, wissen wir aus der Psychoneuroimmunologie, dass diese Kinder aufgrund der beschriebenen psychoimmunologischen Entwicklungsstörungen mit der Neigung zu Entzündungsanstiegen dann Jahrzehnte später auch entsprechende Entzündungskrankheiten aufweisen und früher sterben können.

FO: *Diese Traumatisierungen in der Kindheit können tatsächlich dazu führen, dass Betroffene früher sterben?*

CS: Wir wissen, dass ein Kind, wenn es in den ersten 18 Lebensjahren sechs oder mehr sogenannte *Adverse Childhood Experiences* mitgemacht hat, also schwer belastende Kindheitserfahrungen, bis zu 20 Jahre früher an üblicherweise altersbedingten Entzündungserkrankungen stirbt als ein Mensch, der diese Erlebnisse nicht durchmachen musste. Zu diesen *Adverse Child-*

hood Experiences gehören Missbrauchserfahrungen körperlicher, emotionaler oder sexueller Art, Alkohol- oder Drogenkonsum der Eltern, Selbstmord in der nahen Verwandtschaft, Jobverlust eines der Elternteile, sozialer Abstieg. Und das muss man in die Waagschale legen und den COVID-Maßnahmen gegenüberstellen. Vor dem Hintergrund, dass eine gewisse Risikogruppe von sehr alten und vorerkrankten Menschen bei COVID-19 wirklich gefährdet ist, die man besser hätte schützen müssen, anstatt ein ganzes Land in den Lockdown zu zwingen.

FO: *Wie kommt es, dass sich diese Entzündungskrankheiten erst so viele Jahre später zeigen?*

CS: Das liegt daran, dass für diese Menschen in der Regel die psychischen und sozialen Stressoren aufrechterhalten bleiben. Und das heißt, die traumatisierten Kinder und Jugendlichen kommen früh in kognitive und emotionale Störungen hinein, nehmen ein Gesundheitsverhalten an, welches toxisch ist, denken wir an Rauchen, Alkohol und Drogen. Sie schaffen es nicht, sich sozial realitätskonform zu verhalten, werden vielleicht auch kriminell, kommen nicht richtig an in Berufen, bleiben sozioökonomisch benachteiligt. Das alles ist mit Stress und Belastung verbunden.

Und diese Stressoren treffen auf ein leicht entflammbares Entzündungssystem und halten damit die Traumatisierung quasi biopsychosozial aufrecht. Es ist also ein langer Prozess und es ist nicht so, dass in der Kindheit etwas passiert, dann zwanzig Jahre lang nichts mehr und dann tritt die Krankheit auf. Weil es aber ein langer Prozess ist, können wir auch psychotherapeutisch etwas machen – das ist die gute Nachricht.

FO: *Es gibt also die Hoffnung für betroffene Kinder, dass eine gute Therapie den entstandenen Schaden abmildern kann?*

CS: Ja, das ist ganz wichtig! Es ist nicht so, dass Kinder, die einmal traumatisiert worden sind, für immer ihrem Schicksal ausgeliefert bleiben. Mit entsprechenden Psycho- und Soziotherapien kann Betroffenen durchaus geholfen werden, wodurch sich auch das Stresssystem wieder stabilisieren kann. Das haben Studien schon zeigen können.

STRESS KANN SCHWEREN VIRUSINFEKTIONEN DEN WEG EBNEN

DER PSYCHONEUROIMMUNOLOGE CHRISTIAN SCHUBERT ÜBER DEN EINFLUSS DER PSYCHE AUF KÖRPERABWEHR UND IMPFWIRKUNG

BERLINER ZEITUNG, 19.02.2021
Interview: MIRAY CALISKAN

Lange Zeit glaubten Mediziner, das Immunsystem arbeite autonom. Mittlerweile weiß man, dass es mit anderen Subsystemen des Organismus kommuniziert. Im Interview erklärt der Psychoneuroimmunologe CHRISTIAN SCHUBERT, welche immunologischen Konsequenzen chronischer Stress haben kann und wie die Impfwirkung gesteigert werden kann.

BERLINER ZEITUNG (BZ): *Herr SCHUBERT, als Psychoneuroimmunologe erforschen Sie, wie das Immunsystem mit anderen Systemen und Netzwerken des Organismus in Beziehung steht. Inwieweit spielen Gehirn und die Psyche bei der menschlichen Immunantwort eine Rolle?*

CHRISTIAN SCHUBERT (CS): Man hat lange geglaubt, dass das Immunsystem ein unabhängiger Player im Organismus sei, der nichts anderes zu tun habe, als Erreger abzuwehren. Das ist noch heute stark im Denken vieler Ärzte verankert. Die Subsysteme in unserem Organismus – Immun-, Nerven-, Hormonsystem und auch die Psyche – arbeiten aber nicht unabhängig voneinander. Sie sind Teil eines großen Ganzen. Es handelt sich hierbei um ein sogenanntes Immuno-neuro-endokrines Netzwerk, in dem über eine gemeinsame biochemische Sprache kommuniziert wird.

Immunstoffe werden nicht nur freigesetzt, um Erreger abzutöten. Während eines Abwehrprozesses geraten auch Entzündungs-Zytokine ins Gehirn und verändern dort unsere psychische Befindlichkeit. In der Forschung nennen wird das *Sickness Behavior*, also Krankheitserleben und -verhalten. Es geht unter anderem mit Erschöpfung, Antriebslosigkeit und sozialem Rückzug einher. Das ist von fundamentaler Bedeutung.

BZ: *Wieso?*

CS: Wenn wir gegen einen Erreger in den Kampf ziehen, brauchen wir Energie. Und diese können wir nur bereitstellen, indem wir unser Verhalten herunterfahren. Hinter dem *Sickness Behavior* steckt ein überlebensnotwendiger Sinn. Wir nutzen unsere Energie nicht für unwichtige Dinge, sondern sie wird auf die Abwehr fokussiert. Wenn ein Mensch eine Corona-Infektion durchmacht und gegen das wahrgenommene Krankheitsgefühl ein Aspirin einnimmt, ist das problematisch. Er hat damit zwar eine Lösung für das Sich-krank-Fühlen, besiegt die Infektion dabei aber nicht.

BZ: *Das klingt gefährlich.*

CS: Ist es auch. Schauen wir rückblickend nach Ischgl: Eine These wäre, dass viele Ski-Urlauber sich in ihrem Ski-Urlaub überfordern. Sie fahren den ganzen Tag Ski und gehen, anstelle zu regenerieren, abends trotzdem feiern an die Bar und am nächsten Tag möglicherweise wieder auf die Piste. In einem solchen Fall ist davon auszugehen, dass ihre Immunabwehr supprimiert ist. Nehmen wir weiterhin an, dass sich jemand vom Hotelpersonal, zum Beispiel ein Barkeeper, mit SARS-COV-2 infiziert hat und leichte Symptome entwickelt. Um trotzdem arbeiten zu können, nimmt die Person ein Aspirin ein, geht an die Bar und tut so, als sei sie nicht krank. Sie ist aber hochinfektiös, trifft dort auf immunsupprimierte Gäste und wird so zum Superspreader. Ich glaube, dass das Unterlaufen dieses Krankheitsgefühls oftmals der Hintergrund für Cluster-Ereignisse ist. Aspirin und andere ähnliche Substanzen sind zu Lifestyle-Medikamenten geworden. Wir können uns in vielen Fällen gar nicht mehr leisten, sie nicht einzunehmen, weil wir zum Beispiel im Job über die Maße funktionieren müssen.

BZ: *Sie haben den Zusammenhang von Immunsystem und Psyche beschrieben. Wie sieht es andersherum aus?*

CS: Bei psychischer Belastung müssen wir zwischen akutem und chronischem Stress unterscheiden. Angenommen, man muss zu einem bestimmten Termin eine wichtige Aufgabe abgeben, hat es aber zeitlich nicht geschafft. Wir kennen das alle: Der Betroffene wird unruhig, nervös, er schwitzt – er ist akut gestresst. Aus der Psychoneuroimmunologie wissen wir, dass das Immunsystem auch auf akuten Stress reagiert, nämlich mit einem Anstieg der zellulären Immunaktivität. Diese kann auch gemessen werden, indem beispielsweise bestimmte Zytokine im Blut nachgewiesen werden. Dieser stressbedingte Immunanstieg ist prinzipiell gut, weil damit der Immunschutz gesteigert wird.

BZ: *Wie das?*

CS: Der Körper reagiert mit einem Abwehrwall, denn es könnte ja sein, dass mit diesem Stressor das Eintreten von Viren oder Bakterien einhergeht. Dieser Immunboost wird durch die Aktivität des sympathischen Nervensystems vermittelt. Dieses kommuniziert mit anderen Systemen im Körper. Damit der Immunboost aber nicht überhandnimmt und dem Körper schadet, wird auch das Stresshormon Cortisol ausgeschüttet. Cortisol reduziert die zelluläre Immunaktivität wieder.

Wenn wir jedoch chronisch gestresst sind, wird dauerhaft Cortisol ausgeschüttet. Die zelluläre Immunaktivität bleibt erniedrigt. Das bedeutet, dass der Immunschutz zum Beispiel vor Viren reduziert ist, wodurch man sich leichter ansteckt.

BZ: *Kann man diesen reduzierten Immunschutz auch auf die Impfwirkung übertragen?*

CS: Wir wissen schon seit Längerem, dass vor allem ältere Menschen, die Angehörige pflegen und dadurch schwer gestresst sind, immunsupprimiert sind. Wenn sie nun beispielsweise eine Influenza-Impfung verabreicht bekommen, kann beobachtet werden, dass die Immunologie im T- und B-Zell-Bereich nicht so erfolgreich ist, wie bei gesunden, sozial eingebetteten älteren Menschen.

BZ: *Viele Psychologen sehen auch in der langen Isolation ein hohes Risiko für chronischen Stress.*

CS: Das sehe ich auch so. Ich bin der Meinung, dass der Immunschutz, den wir eigentlich brauchen, um mit dem Corona-Virus umzugehen, in den letzten zwölf Monaten mit hoher Wahrscheinlichkeit verringert wurde. Denn je härter und länger die Maßnahmen, desto eher entwickeln Menschen chronischen Stress und desto anfälliger werden sie für Infektionen. Es ist paradox. Auf der einen Seite möchten wir, dass die Menschen geschützt sind, auf der anderen Seite fördert der Lockdown vielleicht eine kollektive Immunsuppression.

BZ: *Sie sind jetzt auf den Einfluss negativer Emotionen eingegangen. In einer Studie, die im Fachmagazin* BRAIN, BEHAVIOR, AND IMMUNITY *erschienen ist, konnten Forscher zeigen, dass Menschen, die sich als fröhlich oder entspannt bezeichneten, eine deutlich höhere Antikörperantwort auf die Hepatitis-B-Impfung zeigten, als*

Menschen, die sich als angespannt oder wütend bezeichneten. Die Studienleiterin und Psychologin ANNA MARSLAND *erklärte in einem Interview mit New Scientist, dass auch bei den Corona-Vakzinen psychologische Faktoren mit der Antikörperantwort zusammenhängen könnte. Wie schätzen Sie solche Ergebnisse ein?*

CS: Das ist die Gegenseite: Soziale Integration und Unterstützung, eine optimistische Einstellung, gute Laune, glückliche Partnerschaften, Freundschaften sind Lebenselixier-Faktoren. Sie treiben unseren Immunschutz massiv nach oben und können damit auch eine Impfung erfolgreicher werden lassen. Denn: Es werden entgegengesetzte Aspekte getriggert. Der Immunschutz wird verstärkt, die Entzündung wird verringert und die Zellalterung wird entschleunigt.

BZ: *Aber handelt es sich hierbei nicht um kleine Effekte?*

CS: Das sind Riesen-Effekte. Unsere Medizin funktioniert sehr mechanisch und sieht diese Effekte nicht oder macht sie klein. Weil sie fest davon überzeugt ist, dass es stoffliche Faktoren sind, die den Immunschutz steigern. Sie sieht zum Beispiel in unseren Genen den Hauptgrund für Krankheiten. Die paradigmatisch veränderte, bio-psychosoziale Medizin weiß aber mittlerweile, dass auch in der Psyche und im Sozialen Faktoren liegen, die die Biologie bestimmen.

BZ: *Wenn ich jemanden auf der Straße treffen würde, der in zwei Wochen seinen Impftermin hat, dem kann ich also guten Gewissens raten, bis dahin alles daran zu setzen, positiv zu bleiben? Um seiner Immunantwort einen Boost zu geben?*

CS: Wir müssen es differenzieren. Der normale Mensch auf der Straße ist psychisch nicht krank. In diesem Fall können Sie ihn ermuntern und sagen, dass er vor seinem Termin noch etwas für sein Immunsystem tun kann, indem er beispielsweise ausreichend schläft. Wenn sie aber einen Menschen treffen, der beispielsweise depressiv ist, weil er in der Corona-Krise seine Arbeit oder vielleicht einen Angehörigen verloren hat – dem nützt dieser Ratschlag wenig. Hier muss erst ein Weg aus der depressiven Krise gefunden werden. Es könnte also sein, dass, wenn er geimpft wird, seine Immunantwort qualitativ und quantitativ nicht ideal ausfällt und er zu wenig neutralisierende Antikörper bildet, die den Erreger ummanteln und vernichten.

BZ: *Was würde das für das Corona-Virus bedeuten?*

CS: Wenn der Impfling irgendwann mal später mit SARS-COV-2 in Kontakt kommt, der Erreger in den Körper eindringt und nicht ausreichend von den neutralisierenden Antikörpern bedeckt wird – entweder weil zu wenig gebildet wurden oder sie nicht gut anhaften können – dann könnte dieses nicht neutralisierte Virus in die Immunzellen aufgenommen werden und dort zu einer verstärkten Reaktion mit schweren Krankheitsfolgen führen. Bei dieser Art von Antikörpern handelt es sich um sogenannte infektionsverstärkende Antikörper oder *antibody-dependent enhancement*.

Bei SARS- und MERS-Corona-Viren hat man Hinweise nach einer Impfung darauf gefunden. Bei COVID-19 wird diese Thematik aktuell erforscht.

BZ: *Kann man denn etwas dagegen unternehmen?*

CS: In der Psychoneuroimmunologie wurden unterschiedliche Ansätze erforscht, um herauszufinden, wie die Impfreaktion optimiert werden kann. Der US-amerikanische Psychologe JAMES PENNEBAKER hat beispielsweise Studien zum sogenannten Expressiven Schreiben durchgeführt. Eine Gruppe von Freiwilligen hat er gebeten, vier Tage hintereinander jeden Tag zwanzig Minuten lang über ihre traumatische Belastung zu schreiben. Die andere Gruppe hat auch geschrieben, allerdings über unwichtige Themen. Dann wurde den Studienteilnehmern eine Impfung gegen Hepatitis B verabreicht. Die Wissenschaftler konnten beobachten, dass diejenigen, die über ihre traumatisch belastenden Erlebnisse geschrieben hatten, bessere Antikörper-Titer entwickelten als die Vergleichsgruppe. Wenn Menschen also ermöglicht wird, ihre Psyche mit Schreiben zu entlasten – Reden wäre dabei noch wirksamer – wird auch ihr Immunsystem entlastet. Es wird eine bessere Vakzinierung erreicht.

BZ: *Sprich: Neben der Entwicklung von medikamentösen Therapien und Impfstoffen in der Corona-Pandemie müsste auch die Psyche bzw. die psychische Entlastung der Menschen eine große Rolle spielen.*

CS: Genau. Chronischer psychosozialer Stress kann über eine schädliche neuroendokrine Immunwirkung schweren Verlaufsformen von Virusinfektionen den Weg ebnen. Das wurde in einer Forschungsarbeit, die kürzlich veröffentlicht wurde, klar dargelegt. Die Forscher schreiben, dass eine Reduzierung von dieser Art von Stress sogar Infektionen verhindern dürfte oder zumindest zu einem milderen Verlauf viraler Atemwegserkrankungen beitragen kann.

Psyche wird nicht nur in der Welt der Virologen, Immunologen und Epidemiologen, sondern auch von der Regierung als vom Immunsystem abgespaltet behandelt. Hier fehlt der erweiterte Blick, was massive Folgen hat.

BZ: *Wie könnte man das Problem lösen?*

CS: Das Geld darf jetzt nicht vollends in »Stoffe« fließen, wie in Antigen-Schnelltests, die von vielen Medizinern auch mehr und mehr kritisiert werden, weil sie nicht zuverlässig genug sind. Die Gesundheitsminister müssten jetzt beginnen, ganz massiv in die psychosoziale Betreuung von Menschen zu investieren.

BZ: *Es müssten also mehr Psychotherapeuten ausgebildet werden.*

CS: Vielleicht wird jetzt der längst überfällige Paradigmenwechsel in der Medizin kommen. Auf der einen Seite haben wir ein überdimensioniertes Klinik-System mit Techniken, auf der anderen Seite zu wenige Kassenplätze für Psychotherapeuten oder einen Pflegekräftemangel. Vielleicht sollten wir aufhören, mechanisch zu denken und zu forschen, und beginnen, biopsychosozial zu untersuchen, warum Menschen krank werden, oder noch besser, was sie gesund hält. In Tausenden von Studien zu Autoimmunerkrankungen wie Multiple Sklerose wurde zum Beispiel die Psyche der Patienten überhaupt nicht mituntersucht. Das hat sich erst in den vergangenen Jahren geändert. Und plötzlich wird deutlich, wie stark psychologische Faktoren und die Autoimmunkrankheit miteinander verbunden sind.

Das trifft auch auf die Corona-Krise zu. Wenn wir die Psyche und das Soziale nicht miteinberechnen, werden wir noch Jahrzehnte später mit den Kollateralschäden der jetzt zu einseitigen und kurzfristig gedachten Maßnahmen zu kämpfen haben. Natürlich ist diese Gratwanderung nicht leicht: einerseits die vulnerablen Risikogruppen, so gut und so schnell es geht, zu schützen und andererseits zu schauen, dass die Menschen nicht vollends im Lockdown zugrunde gehen. Fest steht, dass Depression und Angsterkrankung nicht nur schwere psychische Erkrankungen sind, sondern immunologische Konsequenzen haben und dementsprechend auch zu schweren körperlichen Erkrankungen führen können – mit oder ohne COVID-19.

GANZ IST GANZ

KÖRPER UND SEELE SIND ALS EINE EINHEIT ZU BETRACHTEN

CHOR TIROL, MAGAZIN DES TIROLER SÄNGERBUNDES, NR. 3., 2020

Interview: KERSTIN SCHAFFENRATH, VIKTOR SCHELLHORN

CHOR TIROL, MAGAZIN DES TIROLER SÄNGERBUNDES (TSB): *Ist die im Titel angesprochene Aussage nicht ein Problem in unserer nördlich – westlichen Hemisphäre? Kann unser analytischer Geist das überhaupt verstehen?*

CHRISTIAN SCHUBERT (CS): Wir haben es in der Tat mit einer, wir nennen es, maschinenideologischen Ausrichtung in unserer westlichen Welt zu tun. Nicht nur die Medizin ist seit über 300 Jahren von einem Menschenbild geprägt, das den Menschen wie eine Maschine sieht, mit all den erkenntnistheoretischen Irrtümern wie Dualismus, Reduktionismus usw. Tatsache ist auch, dass wir in unserer gesamten gesellschaftlichen Haltung maschinenideologisch ausgerichtet sind.

Das kann man an verschiedenen vermeintlich positiven Werteaspekten sehen, die unsere westliche Gesellschaft bestimmen. Zum Beispiel geht es allzu oft um Leistung, Härte und Quantität; immer jünger muss der Mensch sein, wenn er etwas erreichen will; schneller, höher, weiter gelten als Leistungsvorgaben. Und im Gegenzug wird Emotional- oder Empfindsam-Sein in der Regel als Schwäche bzw. Nachteil und negativ gesehen. Auch Alter ist ein Aspekt, bei dem die »Maschine Mensch« als schwach angesehen wird. Vielfach lesen wir: »Was uns nicht umbringt, macht uns stärker«, oder dass im Zusammenhang mit den

Maßnahmen gegen das neuartige Corona-Virus »die Schrauben wieder fester angezogen werden müssen« – auch solche Formulierungen spiegeln das Maschinendenken wider. Das sind also alles Hinweise dafür, dass eine gewisse Auffassung von Natur und Lebensphänomenen in unserer Gesellschaft existiert. Wobei die maschinenideologische Ausrichtung zeitlich weit zurückgeht – es hat unter anderem zu tun mit der frühen Spaltung von Körper und Seele in der Kirche und dann mit RENÉ DESCARTES (Philosoph, 17. Jhdt.), der dem Dualismus in der Philosophie den Weg geebnet hat. So konnte sich die Maschinenideologie über Jahrhunderte aufrechterhalten und auch erfolgreich mit Industrialisierung, Technisierung und Kapitalismus verbinden. Die Medizin des Westens ist aus ihrer maschinenideologischen Haltung nie herausgetreten. In anderen Wissenschaftsbereichen wie beispielsweise der Physik kam es jedoch zu einem Paradigmenwechsel, sichtbar in modernen physikalischen Konzepten wie der allgemeinen Relativitätstheorie und der Quantenphysik.

Die Psychologie hängt am Gängelband der Medizin und kann sich nicht befreien.

Auch die Psychologie konnte sich dem Sog der maschinenparadigmatischen Haltung nicht entziehen. Dass man in der modernen Psychologie vor allem Sichtbares und Beobachtbares als bedeutsam erachtet, ist für mich Ausdruck der Maschinenideologie. Dabei ist psychisches Erleben meiner Meinung nach doch per se individuell, subjektiv und zum Teil unbewusst. Und das alles ist hochkomplex, viel komplexer als in der Maschinenideologie veranschlagt.

Diese Komplexität wird in unserer Gesellschaft nicht anerkannt, unsere Kinder lernen nicht, was Komplexität ist, sie lernen die euklidische Geometrie, Kreise, Quadrate, Dreiecke, Linearität! Ein Bruchteil unserer Existenz hat mit Linearität zu tun, das Meiste von Leben und Natur ist »nicht – linear«. Denaturierung, Naturzerstörung und übermäßiger Konsum können in einer maschinenideologisch ausgerichteten Gesellschaft dann leichter die Folge sein. Wer nicht weiß, was die Natur ist, und sie nicht gelernt, gespürt und erlebt hat, wird sie leichter kaputt machen. Unsere Kinder, die so gerne durch die Natur gehen und sich durch Erfahren von Komplexität in Entwicklung bringen, werden in der Schule leider viel zu oft auf maschinenideologisches Denken getrimmt, beispielsweise, wenn Linearität und euklidische Geometrie dominieren. Dazu passt, dass, wenn es um Krisen wie die COVID-19-Krise geht, zu den ersten Fächern, auf die in der Schule verzichtet wird, der Musikunterricht zählt.

Es passt zur Maschinenideologie, dass in der COVID-19-Krise die Kultur als Erstes zusperren muss und als Letztes wieder aufsperren darf – das Höchstkomplexeste der menschlichen Existenz, die Kunst, wird uns zuerst genommen.

TSB: *Gibt es das gesunde Ganze? Wenn ja, ist das gesunde Ganze nicht nur ein Näherungswert an ein 100-Prozent-Output, das nie erreicht werden kann? Was ist eine gesunde Seele – was ein gesunder Körper? Kann das zusammenspielen?*

CS: Beim Ausdruck: »Das perfekte gesunde Ganze«, wäre ich sehr, sehr skeptisch. Das klingt mir schon wieder zu sehr nach Zweckoptimierung, also nach Maschinenideologie. Meiner Meinung nach besteht im Zusammenhang mit dem Begriff »Gesundheit« ein Kontinuum, wir sind nicht entweder krank oder gesund. Eher existiert eine weite Bandbreite, innerhalb derer wir »mehr krank« oder »mehr gesund« sind. Körper und Seele sind dabei untrennbar verbunden: Ganz oder gar nicht!

Wir sind *ganz* im Sinne unserer Personalexistenz, streng genommen müssten wir diese Ganzheit von Körper und Seele erweitern und sagen: »Gesundheit betrifft auch unsere Beziehungen.«

Denn würden wir sagen: »Wir sind gesund«, wenn wir viele konfliktgeladene, bösartige Beziehungen um uns herum haben, die Unzufriedenheit fördern? Geht eigentlich nicht!

Die Trennung Körper – Seele gibt es nicht, das ist das alte Paradigma, dieses Maschinendenken, in dem wir alle sozialisiert sind.

Es gibt, auch in der Medizin, ein neues Paradigma: das biopsychosoziale Paradigma, welches auf ein paar Grundaussagen beruht.

Unsere menschliche Existenz besteht aus vielen verschiedenen Entitäten, von ganz kleinen atomaren Bestandteilen über Moleküle, Zellen, Gewebe, Organe, Gehirn – jetzt beginnt der nichtstoffliche Teil – bis hin zu Psyche, sozialen Beziehungen, Familie, Gemeinde, Gesellschaft, Kultur, Biosphäre. Das biopsychosoziale Modell geht davon aus, dass alle Entitäten miteinander interagieren und nicht trennbar sind. Wir reden nicht nur von körperlichen und seelischen Einwirkungen auf unsere Existenz, sondern auch vom Einwirken sozialer Beziehungen, von Familie, Gesellschaft und Kultur – und natürlich von der Biosphäre, wie man aktuell an der COVID-19-Krise sieht.

Es ist nach diesem Modell kein valider Untersuchungsansatz – so wie es derzeit Usus ist –, im Labor, abgeschottet vom Gesamtleben, eine Zelle zu erforschen und mit Laborexperimenten zelluläre Reaktionen zu messen. Als Vertreter des biopsychosozialen Modells gehe ich davon aus, dass diese Zelle in einer »Eins-Einheit« zum Menschen steht und ich diese Zelle erst verstehe, wenn das »außen herum« und die sozialen Beziehungen dieser Person, vielleicht sogar die Kultur, in der sich quasi der Inhaber dieser Zelle, die Person, bewegt, verstehe.

**»Das Ganze ist mehr als die Summe seiner Einzelteile«
(ARISTOTELES, Philosoph, 4. Jhdt. v. Chr.) veranschaulicht
das biopsychosoziale Modell deutlich.**

Zwei Menschen gehen miteinander in Beziehung und man wird das, was diese beiden Menschen in ihrer Gemeinsamkeit auszeichnet, niemals auf der Einzelebene dieser Menschen verstehen und erklären können. Das geht nur, wenn man die beiden Menschen zusammengenommen betrachtet. Dieses Phänomen, das man als Emergenz bezeichnet, also das Neuauftauchen von Qualitäten durch die Verbindung und Wechselwirkung von weniger komplexen Seins-Stufen, findet sich in allen Bereichen unserer Existenz. Von Molekülen über Zellen zu Geweben bis hin zur Psyche, zum Sozialen und Kulturellen. Die Schulmedizin oder Maschinenmedizin begeht hier einen entscheidenden Fehler. Sie geht davon aus, dass sie, wenn sie die Einzelteile des Menschen in Forschung und Klinik bis ins kleinste Detail anschaut, das Darüberliegende, Höherkomplexe erklären kann. Das ist ein erkenntnistheoretischer Irrtum, wir nennen es Reduktionismus. Die biologische Psychiatrie zum Beispiel sagt: »Wenn wir das Gehirn ganz genau studieren, es quasi in seine Einzelteile zerlegen, in seine Synapsen, Neurotransmitter usw., dann werden wir die Psyche verstehen.« Das ist die Idee von Mechanikern – oder eben von Maschinenideologen. Die biologische Psychiatrie ist eine Pseudowissenschaft, die versucht, die menschliche Existenz von »unten nach oben«, bottom-up zu begreifen. Biopsychosoziale Mediziner denken hingegen von oben nach unten, top-down: Sie studieren das soziale Leben und das psychische Erleben der Person und können dadurch auch auf die weniger komplexen Einzelteile (z. B. Neurotransmitter) zurückschließen.

Wir können unsere Lebensprozesse nur verstehen, wenn wir untersuchen, was unsere soziale Umgebung mit uns macht und wie wir auf sie wirken.

Das ist fundamental und deswegen sind einer der wesentlichen Erkenntniszugänge zum Menschen seine soziale Beziehungen. Das heißt salopp, so wie ich mit anderen interagiere, so geht's mir in meinem Inneren. Und wenn ich funktionsgestörte Beziehungen mit emotional bedeutsamen Personen (eigene Eltern, Lebenspartner, Kinder …) habe, dann hat das mitunter einen starken, krankmachenden Einfluss auf meine Biologie, also zum Beispiel mein Immunsystem. Vieles, was in den persönlich relevanten Beziehungen passiert, ist dem Menschen jedoch gar nicht bewusst und es wäre Aufgabe einer neuen Medizin, die unbewusste Seite unserer Existenz und dessen Einflüsse auf Gesundheit und Krankheit besser zu verstehen.

Das biopsychosoziale Modell postuliert, dass höher Komplexes weniger Komplexes bedingt. Wenn man zum Beispiel ein schwerwiegendes Problem mit einer nahestehenden Person hat, dann kann sich das beispielsweise darin äußern, dass man beginnt, sich traurig oder enttäuscht zu fühlen, dauernd zu grübeln, Schlafstörungen zu haben, sich nicht mehr gesund zu ernähren und zu bewegen, … das kann in die tiefsten Ebenen des Seins gehen und sich mit der Zeit auch in psychischer und körperlicher Krankheit äußern, wobei diese Trennung eine künstliche ist, denn Körper und Seele lassen sich ja nicht auseinander dividieren.

Aber, es gibt auch die Gegenrichtung in der Wechselwirkung zwischen Körper und Seele. Es gibt eine »Wirkrichtung« sehr wohl auch von »unten nach oben«, vom Körper auf die Psyche. Wenn man sich beispielsweise mit einem Virus infiziert, wird ein immunologischer Prozess in Gang gesetzt. Dieser immunologische Prozess hat Auswirkung auf die Gehirnaktivität und damit auf die Psyche. Dies zeigt sich in Form von Mattigkeit, Müdigkeit, Inaktivität, sozialem Rückzug, schlechter Stimmung, Appetitlosigkeit … – man weiß nun, dass man krank ist. Wir bezeichnen das Erleben und Verhalten im Rahmen einer entzündlichen oder Infektionserkrankung als *Sickness Behaviour*.

Ziel von *Sickness Behaviour* ist es, Energie einzusparen, um wieder gesund werden zu können – ein von der Natur vorgegebener Schutzprozess.

Kommt es in unserem Organismus zu einem Anstieg der zellulären Immunaktivität, sei es im Zusammenhang mit Infektions- oder Wundheilungsprozessen, dann wird über die immunologische Aktivierung von zentralnervösen Prozessen unser Erleben und Verhalten verändert. Wir fühlen uns dann eben krank, sind erschöpft, müde, appetitlos, gereizt und schränken unsere sozialen Kontakte auf jene ein, denen wir vertrauen. Dieses Erleben und Verhalten dient in erster Linie dazu, die Energie in Richtung Heilung zu lenken.

Das Ignorieren dieses Schutzmechanismus ist leider oftmals Realität, man wirft einfach ein Aspirin ein und macht sich damit schnell wieder fit für den Alltagsstress. Das ist gefährlich, da der Grund für die immunologische Aktivität und damit das Sickness Behaviour nicht beseitigt ist. Das kann damit einen schwerwiegenderen Krankheitsverlauf begünstigen.

Zwischen Körper und Geist bestehen vielfältige Verbindungen. Ein Virus infiziert uns zum Beispiel, die Immunologie wird aktiviert und wir regulieren unser Erleben und Verhalten, damit wir mit dieser Virusinfektion angemessen umgehen können. Wir sollten also in der Medizin biopsychosozial denken und handeln lernen und die komplexen Funktionskreisläufe zwischen außen und innen untersuchen! Der Mensch ist mit seiner Außenwelt untrennbar verwoben, seine Existenz wird dauernd von Außenfaktoren beeinflusst und so reagiert er ständig regulativ-anpassend auf diese Außeneinflüsse.

TSB: *Was wäre ein gesunder Mensch?*

CS: Ein gesunder Mensch ist auf jeden Fall ganzheitlich gesund! Der Mensch ist ganzheitlich zu sehen und als Mediziner würde ich zuerst auf die Art und Weise schauen, wie ein Patient seine sozialen Beziehungen lebt und mit sich selbst und anderen umgeht. Um das beurteilen zu können, sollte ich aber selbst zuerst wissen, wer ich bin. Daher ist es für einen guten Behandler wichtig, über ausreichend Selbsterfahrung zu verfügen. Dasselbe gilt auch für den Patienten, für den die Selbsterfahrung als Schlüssel für eine ganzheitliche Gesundheit gesehen werden kann.

TSB: *Beethoven, Händel, Stevie Wonder, Ray Charles ... sind bzw. waren das gesunde Menschen?*

CS: Das kann ich nicht beurteilen. Die genannten Persönlichkeiten können aber nicht a priori als gesund angesehen werden, nur weil sie fantastische Kunst machen bzw. machten. Jedenfalls kann es eine große Ressource sein, ein Talent oder einen besonderen Zugang zur Kunst zu haben und künstlerisch erfolgreich zu sein. Auch kann es sein, dass emotionaler Schmerz durch Komponieren und Musizieren in künstlerische Energie umgewandelt bzw. durch Musik ausgedrückt werden kann.

Kunst gehört zu den hochkomplexen Kulturleistungen und ist in der »Top-Down-Bottom-up«-Thematik ganz weit oben angesiedelt.

Kunst und Kultur haben positive Effekte auf die Gesundheit des Menschen und können bis ins Innere der Zelle wirksam werden. Es stellt sich die Frage, ob sie sogar heilsam sein, also Traumata und tiefsitzende seelische Konflikte auflösen können. Diese Frage stellt sich für mich auch beim religiösen Glauben: Reicht der Glaube, der ja ebenfalls eine hochkomplexe Leistung ist, aus, um Heilung zu bewirken? Muss ich in Psychotherapie, um meine tiefsitzenden Konflikte zu bearbeiten, oder reicht es, dass ich glaube? Und damit auch die Frage: Reicht es, dass ich singe, dass ich einen wunderbaren Zugang zu einem Chor habe, einer Gemeinschaft, die mich trägt und mir ein Gefühl von Sicherheit gibt? Reicht Chorsingen, um zu heilen, oder führt es zum Beispiel nur dazu, schlechte Stimmungen unten zu halten? Dient Singen dazu, Probleme unten zu halten, oder hat es in der Tat Heilungskraft? Ich kann das nicht beurteilen. Auf alle Fälle dürfte es aufgrund seiner Komplexität die Gesundheit enorm fördern.

TSB: *Immer wieder hört man von SängerInnen, dass sie sich ihr Leiden von der Seele singen. Ist das möglich?*

CS: Singen bewirkt auf alle Fälle gesundheitlich gesehen Positives im Menschen und es gibt unzählige Studien dazu. Das Problem liegt aber darin, dass in den Studien sehr undifferenziert vorgegangen wird, zum Beispiel selten unterschieden wird, ob jemand aufgeregte, ruhige, leise oder laute Musik hört und wie er auf die Musik emotional reagiert. Wir wissen jedenfalls, dass sowohl aktives Musizieren (z. B. Singen) als auch passives Rezipieren von Musik (Hören) psychische und körperliche Veränderungen im Menschen hervorruft. Das gilt auch für die positive Wirkung von Musik auf das Immunsystem. Außerdem wissen wir, dass das Ausdrücken von Emotionen sich psychoneuroimmunologisch positiv auswirkt. Ob Singen per se aber ganzheitlich heilend sein kann, stelle ich in Frage. Ich bin überzeugt, dass Heilung letztlich vor allem über Beziehung funktioniert, die wiederum in einer Chorgemeinschaft, in einem Orchester oder auch in einer Musiktherapie durchaus wirksam sein kann.

Wenn man sich Metaanalysen anschaut, über all die Studienergebnisse hinweg, kann man als Zusammenfassung sehr wohl sagen, dass Musik Psyche und Immunsystem positiv beeinflusst.

Ein Faktor der Immunologie, der sich konsistent positiv beim Musikmachen oder Musikhören verändert, ist Immunglobulin A (IgA), ein Protein, ein Immunfaktor, der auf den Schleimhäuten ausgeschüttet wird, sie sozusagen benetzt und dazu da ist, Erreger auf den Außenflächen des Organismus zu neutralisieren. A (lgA) ist der einzige immunologische Marker, der in Musik-Studien, die bis dato in der Psychoneuroimmunologie durchgeführt wurden, konsistent ansteigt. Dieses wichtige Ergebnis deutet darauf hin, dass Musik die Ansteckungs- und Erkrankungsrate im Zusammenhang mit dem neuartigen Corona-Virus reduzieren kann. Ziemlich paradox, wenn man bedenkt, dass in Hinblick auf die Maßnahmen gegen COVID-19 Singen als so ansteckend dargestellt wird. Singen ist komplexer wie die reine Abgabe von Aerosolen!

TSB: *Was kann man tun, um Menschen zum Umdenken zu bringen?*

CS: Der TSB gehört zu den Kulturvereinen, die auf sehr hoher menschlicher Existenz-Ebene versuchen, die Menschen gesund zu halten. Biopsychosozial gesehen, rangiert der Sängerbund damit ganz weit oben, wenn es um die Gesundheit der Menschen geht.

PSYCHONEUROIMMUNOLOGIE
UND DIE ABKEHR
VON DER HEILIGEN KUH

MACH'S WEG, KUNST & KOPFKRIEG, 27.03.2021
Interview: LAURENS DILLMANN

Schon unsere Grosseltern wussten, das Wichtigste im Leben ist Gesundheit. In seiner Reihe *Mach's weg* interviewt LAURENS DILLMANN Menschen, die sich kümmern. Wieso sind sie ihrer Berufung gefolgt? Was sind ihre Werte? Was macht uns krank, was lässt uns heilen? Ist unser Gesundheitswesen gesund? Und lässt sich Krankheit einfach »wegmachen«?

LAURENS DILLMANN (LD): *Was ist Ihr Beruf?*

CHRISTIAN SCHUBERT (CS): Ich habe Medizin und Psychologie studiert. Ich bin also Arzt und Psychologe. Nach meinen Studien habe ich begonnen, eine Ausbildung zum Labormediziner zu machen. Ich bin in die Forschung gegangen, ins Labor, wo ich an Zellen geforscht habe. Nach drei Jahren habe ich dann die Möglichkeit bekommen, ein Labor für Psychoneuroimmunologie aufzubauen. Da ist alles zusammengekommen. Meine medizinische und psychologische Grundausbildung und meine Laborerfahrung. In der Psychoneuroimmunologie laufen die Fäden zusammen. Außerdem bin ich dann Psychotherapeut geworden und bin heute klinisch hauptsächlich in diesem Bereich tätig.

In meiner psychoneuroimmunologischen Forschung versuche ich Menschen ganzheitlich, unter Berücksichtigung biologischer, psychologischer und sozialer Daten in ihrer Erkrankungsgeschichte zu verstehen.

Ich möchte herausfinden, wie eine Krankheit in die Biographie eines Menschen eingebettet ist. Wann tritt sie auf, und welche Krankheit tritt auf? Ich begreife Krankheit als Ausdruck einer Konfliktgeschichte. Das bedeutet, Krankheiten eben nicht als Ärgernis zu sehen und durch Symptombekämpfung zu beseitigen, sondern Krankheiten ganzheitlich zu verstehen und zu behandeln. Dafür braucht es eine Top-down-Herangehensweise. Top-down bedeutet, komplexere Lebensfaktoren wie soziale Beziehungen eines Menschen zu berücksichtigen – die sind es, die uns im besten Fall gesund halten, im Zweifel krank machen.

LD: *Wieso hat Sie neben der Medizin auch die Psyche des Menschen interessiert?*

CS: Woher das kommt? In der Kindheit und Jugend habe ich mich schon dafür interessiert, was in den Menschen so vorgeht. Ich hatte immer Interesse am unsichtbaren Psychischen. Letztlich sogar mehr als an der Medizin, die war eher eine Pflichtübung. Ich habe es immer als Kür empfunden, die Psychologie der Medizin hinzuzufügen. Der Grund: Das Medizinstudium ist zu mechanistisch ausgelegt. Angehende Mediziner beschäftigen sich viel mit stofflich ausgerichteten Einzeldisziplinen wie Physik, Chemie und Physiologie, zu wenig jedoch mit dem ganzen Menschen – mit dem Einfluss der Psyche, sozialer Beziehungen und Kultur auf Krankheits- und Heilungsprozesse. Es muss einem klar sein: Die herkömmliche Physiologie kann die Funktionsprinzipien des Menschen nicht erklären, wenn sie die Seele des Menschen ausklammert. Man weiß im Prinzip sehr viel über Laborexperimente, am Tier und am Menschen, daraus besteht das Lehrbuchwissen. Wirkliche Funktionalität im Alltag – wie funktioniert der Mensch in seinem Alltag? – darüber wissen wir äußerst wenig. Das Medizinstudium ist also ein sehr von der Lebensrealität abgewendetes Studium.

Das Psychologiestudium hat mir Freude gemacht, weil es mich geistig mehr anregte. Aber wenn man ehrlich ist, hat man es, wenn es um den Menschen geht, auch im Psychologiestudium zumeist mit Ergebnissen aus Experimenten zu tun. Was im Medizin- und im Psychologiestudium fehlt: sich mit dem Menschen an sich auseinanderzusetzen, wie er leibt und lebt, im gelebten Alltag, unter »Life as it is lived«-Bedingungen.

LD: *Was genau ist die Psychoneuroimmunologie und wie sieht Ihre Forschung in diesem Bereich aus?*

CS: Die Psychoneuroimmunologie, kurz PNI, erforscht die Wechselwirkungen zwischen psychischen Faktoren, Nerven-, Hormon- und Immunsystem. Sie untersucht also wissenschaftlich, wie unsere sozialen Beziehungen, Gefühle, Gedanken und Verhaltensweisen mit immunologischen Prozessen in Verbindung stehen.

Ich habe es mir mit der Art meiner Forschung in der Psychoneuroimmunologie nicht leicht gemacht. In den 25 Jahren, in denen ich nun wissenschaftlich tätig bin, habe ich ein spezielles Forschungsdesign, die integrative Einzelfallstudie entwickelt. Dieses Design integriert dynamische Komplexität und Bedeutungskomplexität, zwei essentielle Aspekte menschlichen Lebens, die in den herkömmlichen Forschungsansätzen der Schulmedizin völlig vernachlässigt werden. Mit dynamischer Komplexität meine ich die Analyse von Prozessen mit Hilfe der Zeitreihenanalyse. Und mit Bedeutungskomplexität das, was Ereignisse, die im Leben auftreten, wirklich wichtig und bedeutsam für die betroffene Person macht. Dies kann man nur im Interview erfassen und letztlich auch nur am Einzelfall. Als Reaktion darauf kommt von der Mainstream-Forschung häufig das Totschlagargument: »Man kann von Einzelfallergebnissen nicht auf die Allgemeinheit schließen.« Das mag stimmen, aber man kann am Einzelfall höchst valide forschen und damit viel schneller verallgemeinern, als man glaubt. Aber gut, das geht in die Methodenlehre, Statistik und Wissenschaftstheorie und zu sehr ins Detail.

Mir geht es also nicht nur im klinischen Umgang mit Patienten, sondern auch in der Forschung um einen erweiterten, biopsychosozialen Zugang zum Menschen. Meine Forschung war von Beginn an von einer Abkehr vom Goldstandard geprägt, quasi der heiligen Kuh der medizinischen und auch psychologischen Forschung: der randomisierten kontrollierten Studie, kurz RCT für *randomized controlled trial.* Dieses Untersuchungsdesign ist in vielerlei Hinsicht unzureichend. Man forscht am Leben vorbei, ähnlich wie man in der alltäglichen Praxis diagnostisch und klinisch den Patienten oft nicht in seiner Gesamtheit begreift. Der übliche Zugang zum Menschen ist von fundamentalen Erkenntnisirrtümern geprägt. Vom Mechanizismus, der Idee, dass Leben wie eine Maschine linearen Gesetzmäßigkeiten folgt, vom Dualismus, der Trennung von Psyche und Körper, vom Reduktionismus, der Suche nach den kleinsten Bauteilen des menschlichen Lebens und damit der Fixierung auf Genetik und Moleküle usw. Man schaut, vereinfacht gesagt, ob beim Menschen irgendwo eine Schraube locker ist. Es wird also bei der Frage, was einen Menschen gesund hält und wie ein Mensch krank geworden ist, von unten nach oben (bottom-up) gedacht und nicht von oben nach unten (top-down).

Ich habe in den letzten 25 Jahren mit der Entwicklung des integrativen Einzelfalldesigns eine Alternative auf die Beine gestellt, wie man Komplexität in der Ganzheitsmedizin erforschen könnte. Ich habe mich intuitiv von der »heiligen Kuh« RCT-Design abgekehrt, und es war die richtige Richtung. Dabei konnte ich mich auch medizinphilosophisch-erkenntnistheoretisch ganz neu positionieren. Letztlich geht es nicht nur um eine Beziehungsmedizin, wie sie Pioniere wie GEORGE L. ENGEL und THURE VON UEXKÜLL so grandios konzeptualisierten, sondern auch um eine Beziehungsforschung. Unsere westliche Medizin hat ein großes Problem mit Beziehung. Das kann man gut an der Arzt-Patient-Beziehung sehen, die häufig misslingt und frustrierte und verängstigte Patienten hinterlässt. Eine Änderung würde bedeuten: Ich muss mich wirklich mit Menschen auseinandersetzen, mich ihnen nähern, unbewusste Anteile dabei berücksichtigen. Das will diese Medizin nicht, sie will (unbewusst) weg vom Menschen, weg vom Patienten, weil sie dessen persönliches Drama nicht aushält. Aber dieses persönliche Lebensdrama des Patienten, seine tiefe Konfliktgeschichte, die sich im Hier und Jetzt in seinen wesentlichen Beziehungen musterartig wiederholt, ist wesentlich, wenn es um die Frage geht, was den Patienten krank macht und was ihn heilt.

LD: *Was für Qualitäten braucht ein Mensch, der sich um andere kümmert?*

CS: Menschenliebe und Empathie fallen mir spontan ein. Das ist aber eine schwierige Frage, weil ich davon ausgehe, dass es wohl nur sehr wenige Menschen geben dürfte, die sich aus purem Altruismus um andere kümmern. Als Forscher treiben mich sicher auch nicht nur die Vision einer Entdeckung, der Wunsch nach Erkenntnis oder die Motivation an, etwas für das Wohl anderer herauszufinden. Sicher spielt da auch Narzissmus eine Rolle, der Drang, erfolgreich zu sein, mit seinem Schaffen Anerkennung zu bekommen, vielleicht sogar berühmt zu werden. Dasselbe gilt auch für die klinische Tätigkeit. Da gibt es psychische Faktoren, die nicht nur im Sinne des Patienten sind. Narzissmus, Macht, Überfürsorge und Schuld sind alles Qualitäten, die mit dem Kümmern um andere zunächst einmal weniger zu tun haben, ja sogar das Gegenteil bewirken können. Die Motivation, die sich hinter dem »Kümmern« verbirgt, ist hochindividuell und ich bezweifle, dass man einen Heilberuf auf eine bestimmte Persönlichkeit verallgemeinern kann.

Ich würde mir daher als Patient einen Arzt als Begleiter wünschen, der Selbsterfahrung mitbringt, der am besten selbst eine Psychotherapie gemacht hat. Der in Auseinandersetzung mit sich selbst gegangen ist. Das ist die valideste und angemessenste Form, sich selbst kennenzulernen – in Spiegelung mit einem Psychotherapeuten, mit jemandem, der im »Lesen« und »Übersetzen« meiner Person und in der Rückmeldung an mich Profi ist. Wenn man das gemacht hat, kann das so manche »Nebenwirkungen« des Kümmerns um andere sicherlich abschwächen. Ich war selbst lange in psychoanalytischer Selbsterfahrung und stehe mir daher mein Leben lang in konstruktiver und nachsichtiger Form selbstkritisch gegenüber. Mich interessiert meine Forschung. Ich glaube, ich entwickle etwas, das für alle gut ist. Ich arbeite an einer Sache, von deren Richtigkeit ich überzeugt bin, und ich möchte, dass sie mehr Verbreitung bekommt. Für die Patienten, mit denen ich arbeite, kann ich sagen: Meine Arbeit macht mir Freude. Es macht mir Freude, anderen Menschen zu helfen. Aber wie gesagt, es gibt eben auch weitere Beweggründe für das, was ich mache, und diese versuche ich, immer auch im Blick zu behalten.

LD: *Ein Buch von Ihnen heißt:* »*Was uns krank macht, was uns heilt – Aufbruch in eine neue Medizin*«. *Wie sieht diese neue Medizin aus?*

CS: Was wir in klinischer Medizin und medizinischer Forschung brauchen, ist ein ganzheitliches Menschenbild. Ein Menschenbild, das dynamische Komplexität und Bedeutungskomplexität als seine festen Grundpfeiler hat. Der Mensch ist nicht linear, sondern besteht in der Wechselwirkung mit seiner Umgebung aus höchst komplexen Funktionsprinzipien. Dazu kommt ein tieferer Aspekt der Psychologie und unseres Seins, nämlich das Unbewusste. Wenn die Medizin sich nicht mit dem Unbewussten auseinandersetzt, grenzt sie letztlich Psychisches aus und bleibt lebensfern – und kommt damit auch nicht aus ihrer maschinenparadigmatischen Ideologie heraus. In diesem Zusammenhang ist für mich die COVID-19-Geschichte so wichtig. Hier habe ich den Eindruck, wie vor dem Fußballtor zu stehen und nur mehr einnetzen zu müssen. Ich habe 25 Jahre darauf hingearbeitet, dass mir dieser Ball zugespielt wird. Corona deckt auf, Corona deckt eine Medizin auf, die, was den Umgang mit menschlichem Leben betrifft, sehr zu kritisieren ist. Die COVID-19-Krise ist eine Krise der gesamten westlichen Medizin. Medizin, Regierungen und Medien machen bei der Bekämpfung der Pandemie Fehler in allen Bereichen, die man sich nur vorstellen kann. Da ist die von Beginn an fast ausschließliche Konzentration auf das Virus, welches zum Killervirus hochstilisiert wurde. Dann die Vernachlässigung des Wirts, also des Immunsystems, zumindest, was die Eindämmung der Pandemie betrifft. Hier wurden fast nur jene Maßnahmen empfohlen, die auf die Kontaktvermeidung mit dem Virus abzielten. Und schließlich gibt es aktuell nur eine Möglichkeit, die Pandemie beenden zu können, nämlich die Impfung von allen Menschen – ob jung oder alt, ob gesund oder krank, ob schon einmal an COVID erkrankt oder nicht. Eine wissenschaftliche und klinische Katastrophe! Das Virus ist doch viel mehr als nur ein Stoff. Es ist rasch zu einem Symbol für Krankheit und Tod geworden, das viel Angst verbreitet. Und Angst wiederum schwächt das Immunsystem. Die Schlüsselbotschaft ist aber: Das Immunsystem des Menschen ist der wichtigste Player, wenn es darum geht, das Virus in den Griff zu bekommen. Das Immunsystem lässt sich stärken, durch soziale Integration und Unterstützung, durch gesunde Ernährung, Bewegung und Spiritualität. Vieles davon wurde im Lockdown weitgehend verhindert. Warum? Weil sich Virologen, deren medizinisches Wissen sich hauptsächlich auf Laborerkenntnisse stützt, aus ihren Laboratorien in die gelebte Welt begaben und öffentlich darüber sinnierten, wie sich Menschen am besten in der Pandemie zu verhalten hätten. Diese Mediziner haben aber nur sehr wenig Ahnung davon, was der Mensch ganzheitlich benötigt, um in einer Pandemie gesund zu bleiben, also sich nicht zu infizieren, an SARS-COV-2 zu erkranken und zu sterben. Gelebten Reduktionismus und Dualismus nennt man so etwas. In Pandemiezeiten fatal, wie man sieht. Dass diesen Medizinern dann auch nichts anderes übrig bleibt, als um auf Teufel komm raus die Impfung als Allheilmittel zu propagieren, liegt auf der Hand – für Maschinenmediziner ist die technische Lösung des Problems die einzig denkbare. Man könnte derzeit den Eindruck gewinnen, als ob Medizin, Regierungen und Medien alle Mittel recht sind, um selbst die Kleinsten und Schwächsten der Gesellschaft gegen Corona impfen zu können. Durch Angst- und Panikmache und den Entzug von Freiheit lässt sich die Bevölkerung abhängig und gefügig machen, um sich dann nach Belieben vor sich hertreiben zu lassen. Auch das deckt Corona auf: Weite Teile der Bevölkerung sind viel zu passiv und lassen sich viel leichter formen, als man das je gedacht hätte. Wir sind in beunruhigenden Zeiten und müssen wachsam bleiben. Dazu gehört auch, endlich mehr Verantwortung für die eigene Gesundheit zu übernehmen.

LD: *Wie bekommt man diese Information unter die Menschen? Wie verändern wir diese Situation?*

CS: Wenn man jetzt aber den Mund aufmacht, wird man schnell ins rechte Eck gestellt und als Reichsbürger, Verschwörungstheoretiker und Corona-Leugner diffamiert. Das ist interessant, denn eigentlich müsste es doch das größte Thema der Deutschen sein, sich mit ihrer Vergangenheit kritisch auseinanderzusetzen und sie tiefgehend zu bewältigen. Ich sehe es als gezielte Verharmlosung der düsteren Deutsch-Österreichischen Vergangenheit, nun Anders- oder Querdenkende als rechtsextrem zu bezeichnen. In Amerika verteufelt man die Linken, wenn die ideologischen Grundwerte bedroht werden, hier sind es eben die Rechten. In diesem Zusammenhang nehme ich besonders auch die Leitmedien in die Verantwortung, die seit Monaten ein politisches Framing betreiben und eine gefährliche Spaltung der Gesellschaft vorantreiben.

Wir verändern die allgemeine Ansicht der Bevölkerung zur COVID-19-Krise nur, wenn wir derzeit etwas riskieren und laut aussprechen, was wir denken. Es ist nicht leicht, in diesen Zeiten aufzustehen und zu sagen: »Was hier läuft, ist völlig verkehrt.« Haben Sie selbst denn den Eindruck, dass diese COVID-Geschichte eine gute Richtung nimmt? Im Sinne einer reflektiven Auseinandersetzung von allen Seiten? Ich sehe das nicht. Ich sehe zunehmend Menschen, die durch Panikmache verängstigt wurden und vieles einfach in Kauf nehmen, um wieder zur alten Normalität zurückkehren zu können. Auch wenn Kritik lauter und lauter wird – es wird von Regierungsseite einfach weitergemacht. Die Politik scheint sich genau mit den Beratergremien und wissenschaftlichen Experten umgeben zu haben, die ihr nach dem Mund redet. Machtdemonstration und Freiheitsberaubung sind in einem unglaublichen Ausmaß angewachsen. Das ist keine Demokratie mehr, in der wir leben. Ausnahmesituation hin oder her. Es wird schwer werden, es wieder in eine andere Richtung zu lenken. Ich versuche, neben dem Schreiben von Artikeln, insbesondere in Interviews mit öffentlichen Medien für die psychoneuroimmunologischen Zusammenhänge zu sensibilisieren und über psychische und soziale Folgen der Maßnahmen aufzuklären. Wir sind derzeit in einer unglaublichen soziokulturellen Umbruchphase mit ungewissem Ausgang, was Demokratie, Freiheit und Menschenrechte betrifft. Ich vermute, dass es lange dauern wird, bis wir wirklich frei leben werden können.

LD: *Die Corona-Krise deckt für mich auch auf, dass wir es mit einer Krise des Menschenbildes zu tun haben. Wie sehen Sie das?*

CS: Ja, da gebe ich Ihnen recht. Der Aufbruch hat begonnen und wir bewegen uns langsam aus unserer kapitalistisch-neoliberalen Lethargie heraus, in der Konsum wie eine betäubende Droge für das Wesentliche im Leben wirkt. Corona deckt aber eben auch auf, dass es einen leider recht geringen Prozentsatz gibt – vielleicht zehn Prozent der Menschen, mit Dunkelziffer etwas mehr –, die in der COVID-19-Krise eine Krise der Gesellschaft und der Art und Weise erkennen, wie der Mensch mit sich und seiner sozialen wie natürlichen Umwelt umgeht: die sich für Freiheit und Grundrechte einsetzen, andere, menschlichere Lebensformen wollen und die in einer anderen, gerechteren Welt leben möchten; die auch einiges Geld hergeben würden, wenn diese Werte umgesetzt würden. Doch von diesen Menschen gibt es eben verhältnismäßig wenige und sie werden oft in Ecken gestellt, wo sie nicht hingehören.

Demgegenüber gibt es auch – nach dem Psychiater HANS JOACHIM MAAZ – eine große Masse an traumatisierten, neurotischen und bindungsunsicheren Menschen. Menschen mit geringem Selbstwert und gesteigerter Lebensunsicherheit, mit Depressionen, Angsterkrankungen und Persönlichkeitsstörungen. Diese Masse ist in den letzten Jahrzehnten stark angewachsen: Beziehungslosigkeit, Entfremdung, Kapitalismus, all das hat in der Tiefenstruktur unser Gesellschaft viel Schlimmes angerichtet. Jetzt können all diese Menschen ihre Ängste auf ein Virus projizieren. Sie müssen sich nicht mehr mit sich selbst auseinandersetzen. Das ist eine Katastrophe. Wie kriegt man diese Leute zurück in die Auseinandersetzung mit ihrer eigenen Konfliktgeschichte und Traumatisierung? Keiner wird das freiwillig tun wollen. Die sind unbewusst froh, dass sie alle ihre Ängste auf das Killer-Virus projizieren können.

Ich freue mich über Ihren Optimismus. Ich wünsche mir auch Frieden und glaube, dass das Leben wert- und sinnvoll ist. Ich will auch nicht im Hamsterrad des Kapitalismus verglühen. Dafür kämpfe ich. Aber haben Sie nicht Sorge, dass Sie durch Ihre Fragen in ein Eck gestellt werden, wo sich Menschen befinden, die für die Gesellschaft gefährlich sind? Das ist das Narrativ, das zur Zeit aufgebaut wird: Wenn Sie sich gegen die Maßnahmen der Medizin und der Regierung wenden, sind Sie unsolidarisch und werden als Volksschädling gesehen, der potenziell bereit wäre, andere Menschen umzubringen. Sie werden als anti-human und als böser Mensch hingestellt, gegen den man mit Gewalt vorzugehen hat und den man ausschalten muss.

LD: *Aber dieser Vorwurf entspricht ja nicht der Realität. Ich mache diese Reihe aus Neugier, aus Menschenliebe und weil ich in Freiheit leben möchte.*

CS: Mir gefällt gut, was Sie sagen. Das geht auch in die Richtung: Leben will leben. Man kriegt das Leben nicht in einen Käfig gesperrt. Es windet sich heraus, weil es leben will.

WIR SIND KEINE
SEELENLOSEN MASCHINEN

TIROLER TAGESZEITUNG, 11. 04. 2020
Interview: MICHAEL SPRENGER

Der Mediziner CHRISTIAN SCHUBERT erforscht die Zusammenhänge zwischen Psyche und Immunsystem. Er wirft in Zeiten von Corona einen kritischen Blick auf Ausgangsbeschränkungen und Maschinenmedizin.

TIROLER TAGESZEITUNG (TT): *Sie arbeiten und beschäftigen sich seit Jahren mit den Einflüssen der Psyche auf das Immunsystem. Augenblicklich ist die Gesellschaft im Bannstrahl einer Pandemie. Welche Auswirkungen befürchten Sie durch die Pandemie auf die Psyche und damit auch auf das Immunsystem?*

CHRISTIAN SCHUBERT (CS): Das neuartige Corona-Virus macht den meisten Menschen Angst. Angst ist aber zunächst einmal nicht schlimm. Kurzfristig ist Angst überlebensnotwendig. Sie signalisiert uns, dass Gefahr im Verzug ist, sie stattet uns mit der nötigen Energie für eine Anpassungsreaktion aus und sie lässt uns Schutzmaßnahmen ergreifen, beispielsweise auf Distanz zu anderen Menschen zu gehen. Auch das Immunsystem steigert seine antivirale Aktivität angesichts der empfundenen Gefahr, sich zu infizieren. Das ist alles gut.

TT: *Doch Angst essen auch die Seele auf.*

CS: Genau. Gefährlich wird Angst dann, wenn sie länger andauert und zur chronischen Belastung wird. Dann beginnt genau der Teil des Immunsystems seine Aktivität herunterzufahren, der uns vor einer Ansteckung schützt. Die Psychoneuroimmunologie hat dies in unzähligen Studien zeigen können. Die Chronifizierung von Angst und Stress angesichts der COVID-19-Krise bereitet mir Sorgen. Denn die Gefahr ist längst nicht mehr nur auf das Virus selbst beschränkt, also auf seine – wenn man so sagen will – stofflich-biologische Natur, seine Virushülle und sein Kapsid, in welchem sich die Nukleinsäure zu seiner Vervielfältigung befindet. Das Virus ist schon zu mehr geworden. Die vielen schrecklichen Bilder, die uns die Medien in den letzten Wochen tagtäglich gezeigt haben, und nicht zuletzt die staatlichen Repressalien: das alles gehört auch zum neuartigen Corona-Virus, es ist somit nicht mehr nur biologisch, sondern auch psychisch und sozial. Es ist zum Symbol geworden. Ich fürchte, dass diese symbolhafte Seite des Virus den Menschen noch viel mehr einschüchtert als die rein biologische Seite und, damit unmittelbar verbunden, immunsuppressiv wirkt und die Infektionsgefahr erhöht.

TT: *Wir wissen wenig über die Auswirkungen von Corona, aber haben wir eine Vorstellung, welche Konsequenzen Shutdown und Lockdown auf die Psychoimmunologie des Einzelnen haben?*

CS: Sie sprechen die Maßnahmen an, die von politischer Seite ergriffen wurden, um die Pandemie einzudämmen. Leider hat man auch hier vor allem die biologische Seite des Menschen im Blick, seine psychische und soziale Seite wird fast völlig vernachlässigt. Der Mensch ist keine seelenlose Maschine, die man nach Belieben an- und abstellen kann. Die Folgen, die der Shutdown für die Gesundheit des Menschen langfristig hat, sind derzeit noch nicht absehbar. Der Mensch ist ein soziales Wesen, das soziale Miteinander ist sein Lebenselixier. Die Forschung der Psychoneuroimmunologie zeigt klar, dass mangelnde soziale Unterstützung, Einsamkeit und geringe soziale Integration fundamentalen Einfluss auf unser Immunsystem und auf die Anfälligkeit bei Atemwegsinfektionen haben. Aber damit nicht genug. Hinter den verschlossenen Türen einiger Wohnungen und Häuser dürften sich dramatische Szenen abspielen. Sowieso schon isolierte Menschen vereinsamen jetzt erst recht. Mehrpersonenhaushalte, insbesondere mit Kindern, können auf engem Raum enorm unter Druck geraten. Besonders dann, wenn zum Lockdown noch existentielle Bedrohungen aufgrund von Kurzarbeit, Arbeitslosigkeit oder Konkurs kommen: ein gefährliches Gemisch aus Angst, Depression, Ohnmacht und Aggression. Und ich möchte betonen: Das schwächt genau jene Mechanismen des Immunsystems, die uns vor Atemwegsinfektionen, wie etwa das neuartige Corona-Virus schützen! Darüber hinaus haben psychisch Traumatisierte ein hohes Risiko, Jahre später Entzündungserkrankungen, zum Beispiel des Herz-Kreislauf-Systems, zu entwickeln und daran zu versterben.

TT: *Momentan haben die Virologen das Sagen. Wie beurteilen Sie als Mediziner diesen Sachverhalt?*

CS: Da muss ich jetzt schmunzeln, denn Virologen sind ja auch Mediziner, auch wenn man besonders in diesen Tagen geneigt ist, das zu vergessen. Dass Virologen in der COVID-19-Krise das Sagen haben, ja gar zu Staatslenkern mutieren, ist für mich ein zentrales Problem und spiegelt das Dilemma der gesamten Schul- bzw. Biomedizin wider. Denn auch dort gerät durch die starke Spezialisierung auf einzelne Fächer der Mensch in seiner Ganzheit aus dem Blick. Überhaupt erkenne ich in der Krise viele Problembereiche, die auch die Biomedizin kennzeichnet. In der Biomedizin wird nach wie vor an einer Trennung von Körper und Seele und an der fixen Idee festgehalten, dass durch die Erforschung kleinster Körperteile menschliches Leben verstanden werden kann, ähnlich wie bei einer Maschine, die repariert werden muss. Dualismus, Reduktionismus, Mechanizismus und wie sie alle heißen, sind erkenntnistheoretische Irrtümer der Reparaturmedizin. Sie mögen in der Intensivmedizin oder in der Chirurgie beste Dienste erweisen, wenn es aber um den ganzen Menschen in seiner biopsychosozialen Lebenswelt geht, greifen sie zu kurz. Genau das sieht man jetzt auch in der COVID-19-Krise, wenn es um die Frage geht, wie gefährlich das neuartige Corona-Virus für den einzelnen Menschen ist oder eben nicht. Denn in der öffentlichen Diskussion wird oft vergessen, dass es vor allem um den ganzheitlichen Gesundheitsstatus eines Menschen geht, der bestimmt, ob er sich überhaupt ansteckt und wie stark die Symptome im Falle einer Infektion ausfallen. Das zeigen die Forschungsergebnisse der Psychoneuroimmunologie seit Jahrzehnten glasklar auf. Auch gesundheitspolitisch relevante Faktoren, wie Personalstand, Ausstattung und Hygienebedingungen der Kliniken, in die Corona-Kranke eingeliefert werden, und Umweltfaktoren wie Luftverschmutzung müssen bei der Einschätzung der Gefahr, die vom Corona-Virus ausgeht, miteinbezogen werden. Diese vielfältigen Faktoren mehr zu berücksichtigen würde möglicherweise auch die Notwendigkeit so manch einseitiger und mechanistischer Maßnahmen relativieren.

Es ist mir an dieser Stelle ein großes Anliegen zu betonen, dass die Universitätsklinik für Medizinische Psychologie Innsbruck als eine Art Leuchtturmklinik den biopsychosozialen Gedanken als Alleinstellungsmerkmal besitzt und unbedingt als eigenständige Institution in Klinik, Forschung und Lehre erhalten bleiben muss, um einen Paradigmenwechsel in der Medizin weiter vorantreiben zu können.

TT: *Von* HERMANN HESSE *gibt es das Zitat:* »*Als Körper ist jeder Mensch eins, als Seele nie.*« *Ist dieses Zitat auf den Umgang mit der Pandemie anzuwenden?*

CS: Dieses Zitat erinnert uns an die hohe Komplexität des Psychischen und Sozialen. Im Biologischen mögen wir in vieler Hinsicht ähnlich ticken, durchaus maschinell, im Psychischen aber eben nicht. Nun hängen aber Psyche und Körper untrennbar zusammen und so versuche ich die COVID-19-Krise möglichst ganzheitlich zu verstehen und daraus Handlungsempfehlungen abzuleiten. Nehmen wir das Beispiel von Premier BORIS JOHNSON, bei dem das Corona-Virus nachgewiesen wurde und der eine Woche später auf die Intensivstation kam. BORIS JOHNSON ist 55 Jahre alt und hat außer Gewichtsproblemen keine Vorerkrankungen aufzuweisen. Somit darf man annehmen, dass er auch nicht zur Risikogruppe gehört. Warum dann dieser schwere Verlauf? Ich gehe davon aus, dass JOHNSON zu einer enorm wichtigen weiteren Risikogruppe gehört, nämlich den chronisch gestressten und psychisch belasteten Menschen, die aufgrund des vorherrschenden Medizinparadigmas statistisch durch den Rost fallen. Psychoneuroimmunologisch gesehen vermute ich bei JOHNSON, der psychisch sehr belastende Brexit-Monate hinter sich hat, eine hohe Wahrscheinlichkeit, aufgrund von chronischem Stress ein geschwächtes Immunsystem aufzuweisen, was ihn anfälliger für Atemwegsinfekte macht. Er dürfte auch nicht auf die bei einer Infektion so dringend nötige Ruhe geachtet haben – er ging nach der Diagnose in Quarantäne seinen Regierungsgeschäften weiter nach – ein Umstand, der ihn für einen ungünstigen Infektionsverlauf prädestiniert.

TT: *Wie beurteilen Sie abschließend die Maßnahmen zur Bekämpfung des Virus?*

CS: Aus der Sicht der Maschinenmedizin mögen die Maßnahmen passend sein. Biopsychosozial gesehen, halte ich sie für fehlerhaft, weil sie am Menschen vorbei gedacht sind und enorme, insbesondere langfristige Gefahren für die Gesundheit jedes Einzelnen und für die Gesellschaft im Ganzen besitzen. Tirol hat sich hier leider ganz schlecht dargestellt. Was auch immer die Landesregierung zu den massiven Einschränkungen der letzten Wochen verleitete. Nicht nur, dass man die Bevölkerung mit überharten Regelungen drangsaliert, nein, man zwingt sie auch noch, als bewegungsliebendes Bergvolk, angesichts strahlender Panoramen in ihren Wohnungen zu bleiben – unter Androhung empfindlicher Strafen. Ich bin überzeugt davon, würde man sich Mühe geben, die medizinische Komplexität der COVID-19-Krise zu verstehen, dann könnten nachhaltigere und menschlich verträglichere Maßnahmen zur Eindämmung des Corona-Virus entwickelt werden. Dafür ist es nie zu spät. Die Herausforderung, aus der derzeitigen Krise eine Chance für eine bessere Welt zu machen, ist groß, sie zu meistern etwas, für das Generationen von Menschen dankbar sein werden.

REDE AUF QUERDENKER-DEMO
IN MÜNCHEN

MÜNCHEN, 12. 09. 2020
CHRISTIAN SCHUBERT

SEHR VEREHRTE DAMEN UND HERREN, ich stehe hier vor Ihnen als Wissenschaftler und als klinisch tätiger Arzt und Psychotherapeut. Mir geht es vornehmlich darum, Ihnen mein medizinisches Wissen und meine klinische Erfahrung zur Verfügung zu stellen, um das gesundheitliche Elend, das Kindern und Jugendlichen weltweit durch die Anti-Corona-Maßnahmen droht, abschwächen zu helfen.

Sehr verehrte Medienvertreter, ich bin weder links- noch rechtsradikal, und ich bin auch kein Corona-Leugner, sondern ich lasse mir in so bedeutsamen Zeiten wie diesen ungern das Denken, wenn man so sagen mag, das Querdenken verbieten.

Ich bin jemand, der Tag für Tag versucht, Menschen auf ihrem Weg in eine ganzheitliche Gesundheit zu begleiten. Mit ganzheitlich meine ich, dass sich menschliche Existenz aus ganz vielen Aspekten zusammensetzt, aus unserem Körper, unserer Psyche, also unseren Empfindungen und Gedanken, unseren sozialen Beziehungen, der Gesellschaft und der Kultur, in der wir leben, unserer spirituellen Kraft und der Natur, die uns umgibt. Ich betone das alles zu Beginn meiner Rede, weil diese Sicht von Medizin zwar prinzipiell von vielen Ärzten und Ärztinnen geteilt wird, jedoch die Medizin, so wie sie in den Universitäten gelehrt und dann später in den Kliniken und Praxen gelebt wird, sehr von diesem Ideal einer menschlichen Medizin abweicht.

All zu oft müssen wir erleben, wenn wir, aus welchen Gründen auch immer, auf die derzeitige Schulmedizin angewiesen sind, dass wir als ganzheitliche menschliche Wesen in den Hintergrund geraten, oft nur unser Körper gesehen und mit modernster Technologie untersucht und behandelt wird.

Die heutige Schulmedizin ist eine Maschinenmedizin, in der Psyche und Körper getrennt voneinander gesehen werden und in der man versucht, mit immer aufwändigeren Mitteln herauszufinden, welche kleinsten Teile in der Maschine Mensch defekt sind, um ihn daraufhin durch Reparatur oder gar Austauschen dieses Teils wiederherstellen zu können.

Dass dieses Medizinkonzept vom Menschen als Maschine nur dort funktioniert, wo uns wirklich nur noch mit der modernsten Technologie geholfen werden kann, nämlich bei schweren Unfällen oder in der Transplantationsmedizin, also in der Akut- oder Notfallmedizin, liegt auf der Hand.

In allen anderen Bereichen der Medizin, wenn es also um mehr geht als die Maschine Mensch, dort, wo wir chronisch krank werden, weil unsere existentiellen Belastungen überhandgenommen haben und wir eigentlich ganzheitliche Hilfe benötigen würden, um wieder zu gesunden, dort versagt die Schulmedizin.

Typisch für den Reparaturgedanken der Schulmedizin ist auch, dass die moderne Medizin erst dann eingreift, wenn der Mensch schon krank und reparaturbedürftig ist. Zur Vorbeugung von Krankheiten müsste sie sich aber eigentlich viel früher um den Menschen kümmern, dann, wenn er noch gesund ist. So wie das zum Beispiel in der östlichen Medizin der Fall ist, wo man dafür bezahlt wird, wenn ein Mensch gesund bleibt, und nicht, wenn er krank wird. Das ist das Paradoxe der westlichen Medizin: Sie gibt vor, die Gesundheit des Menschen als oberstes Gut anzusehen, ist aber nicht auf Prävention von Krankheiten ausgerichtet.

Das können wir in der aktuellen COVID-19-Krise sehr gut erkennen. Alles schaut auf die alten, vorerkrankten, reparaturbedürftigen Menschen. Es sieht beinahe so aus, als ob die Schulmedizin alles tut, um ihre besten Kunden am Leben zu erhalten. Und sie tut im Gegenzug alles, um neue Kunden zu produzieren – sie macht nämlich derzeit aus gesunden Kindern und Jugendlichen die reparaturbedürftigen Patienten der Zukunft.

Auf diesen Skandal der Schulmedizin in der COVID-19-Krise möchte ich nun näher eingehen. Um es vorauszuschicken, ich beschäftige mich in meiner Forschung mit der Psychoneuroimmunologie, kurz PNI. Dabei geht es darum, dass Psyche und Immunsystem miteinander in wechselseitiger Beziehung stehen. Das Immunsystem, wie Sie sicher wissen, schützt uns unter anderem vor Infektionen und verringert die Ausprägung von Infektionskrankheiten. Die ganzheitliche Forschung konnte in vielen Studien nachweisen, dass Angst und Stress exakt jene Anteile des Immunsystems beeinträchtigen, die wir für die effiziente Abwehr von Erregern benötigen. Ist der Mensch aktuell gestresst, macht ihn das anfälliger für COVID-19 und auch anfälliger, daran zu versterben.

Zum Glück können wir davon ausgehen, dass Kindern und Jugendlichen das neuartige Corona-Virus wenig ausmacht. Sehr wenige Kinder erkranken daran und unklar ist, ob sie überhaupt als Virusträger andere Menschen in gleicher Weise gefährden können wie Erwachsene.

Das ist die gute Nachricht. Die schlechte Nachricht ist, dass Kinder und Jugendliche kurz-, mittel- und langfristig durch die Maßnahmen gegen die COVID-Pandemie schwere gesundheitliche Schäden davontragen können, die sogar zum Tod führen können. Diese einseitigen und kurzsichtigen Anti-Corona-Maßnahmen basieren auf den wissenschaftlichen Erkenntnissen der Maschinenmedizin, werden von den Regierungen vieler Länder teils unter Strafandrohung durchgesetzt und von den Medien in einem noch nie dagewesenen Hype verbreitet.

Ich wiederhole mich an dieser Stelle, weil es ein unglaublicher Skandal ist: Die Schulmedizin, der Staat und die Medien gefährden das Leben unserer Kinder und Jugendlichen, weil völlig unverhältnismäßige Maßnahmen zum Schutz vor einem Virus, das vor allem vorerkrankte und alte Menschen gefährdet, die Wahrscheinlichkeit erhöht, dass Kinder und Jugendliche in ihrer ganzheitlichen Entwicklung behindert werden, Angst und Stress ausgesetzt und traumatisiert werden, so dass die Gefahr, später an schweren Folgeerkrankungen zu erkranken, deutlich erhöht ist und die Lebenserwartung dieser Kinder und Jugendlichen in den nächsten Jahrzehnten dramatisch verkürzt wird.

Hierzu ein paar Fakten aus der PNI-Forschung:

Wir wissen aus der Forschung, dass sich das Immunsystem des Menschen schon sehr früh, ja bereits im Mutterleib in feiner Auseinandersetzung mit Innen- und Außenreizen entwickelt. Schwere Belastungen der werdenden Mutter, etwa durch existenzielle Sorgen und Ängste und/oder durch aggressive Auseinandersetzungen mit dem Kindsvater, der um seinen Job bangt – Aspekte, die besonders in einem Shut- und Lockdown zu erwarten sind – setzen sich direkt auf den Fetus fort. Die Entwicklung seines Immunsystems wird gestört, was auch Jahrzehnte später noch nachweisbar ist.

Wir wissen weiter, dass Menschen, die in ihrer Kindheit und Jugend schweren Stressoren der Eltern ausgesetzt waren, zum Beispiel finanziellen Krisen, Depressionen und Ängsten der Eltern, aber auch am eigenen Leib als Kind Traumatisierungen erlebten, zum Beispiel emotionalen, körperlichen oder sexuellen Missbrauch, dass diese Menschen eine deutlich erhöhte Gefahr haben, Immunstörungen zu entwickeln und später im Erwachsenenalter Erkrankungen des Herz-Kreislauf-Systems, Autoimmunkrankheiten und Krebs oder andere schweren Krankheiten zu entwickeln und daran zu sterben. Hat man früh im Leben ein Trauma erlebt, sinkt – unbehandelt – die Lebenserwartung um etwa drei Jahre, wenn man in Kindheit und Jugend mehrere der genannten Traumatisierungen erlebt, sinkt die Lebenserwartung sogar um bis zu zwanzig Jahre.

Viele Kinder und Jugendliche dürften in den letzten Monaten im Rahmen der Anti-Corona-Shut- und Lockdown-Maßnahmen, die sie selbst direkt und gleichzeitig indirekt ihre Eltern betrafen, starkem psychischen Stress ausgeliefert gewesen sein und aktuell immer noch teils schwer psychisch belastet sein.

Diese Belastungen ergeben sich nicht nur unmittelbar durch die Quarantänebedingungen, wo auf engstem Raum, ohne kindgerechte soziale Kontakte und Aktivitäten gelebt werden musste – wo belastete Eltern ihren Stress durchaus auch auf die Kinder durchgereicht haben, mit all den bereits dargelegten Folgen für das Kind.

Die Belastungen ergeben sich auch durch die immer noch existierenden Einschränkungen, Auflagen und Verbote, die unsere Kinder tagtäglich mitmachen müssen, im privaten Bereich und ganz besonders auch im Kita- und Schulbereich. Das verpflichtende Tragen von Atemschutzmasken in der Schule ist ein Symbol für die Gefahr einer tödlichen Virusinfektion. Es ist mit ständiger Angst, sein eigenes Leben zu gefährden, verbunden, wie auch das der anderen.

Wenn wir als Erwachsene schon Angst und Panik vor dem Killervirus Corona bekommen, wie erst muss die empfindliche Seele eines Kindes, das noch nicht die kognitive Reife besitzt, all die angstmachenden Informationen angemessen zu verarbeiten, unter den beängstigenden Informationen der Eltern, der Lehrer, der Kindergärtnerinnen usw. leiden? Ganz abgesehen von möglichen Nebenwirkungen wie erhöhtem Atemwiderstand, Wärme- und Feuchtigkeitsansammlung, CO_2-Rückhaltung kann das Tragen von Atemschutzmasken Klaustrophobie und Angstzustände hervorrufen. Es ist durchaus davon auszugehen, dass es Kinder gibt, die aus Angst vor Strafe und aus Angst vor dem Verschulden von Krankheit bei anderen, zum Beispiel den Großeltern, ihre eigenen seelischen und körperlichen Beschwerden beim Tragen von Masken ertragen, nicht darüber klagen und still leiden.

Psyche und Immunsystem sind untrennbar verbunden. Alles, was jetzt das Kind und den Jugendlichen stresst und in seiner psychosozialen Entwicklung hemmt, wirkt sich eins zu eins auf seine Immunentwicklung aus. Wir mögen durch die Corona-Maßnahmen zwar etliche Lebensjahre der vorgealterten Menschen gerettet haben, wir werden aber Millionen Lebensjahre unserer Kinder verlieren, weil wir nicht präventiv gedacht, sondern mit einseitigen und kurzfristig gedachten Hauruckmaßnahmen aus dem Labor der Herren DROSTEN et al. geantwortet haben.

Es geht anders, auch wenn Maschinenmediziner, Regierungen und Medien bei uns nicht müde werden, das anzuzweifeln: Schweden ist einen alternativen, ganzheitlicheren Weg gegangen und war damit durchaus erfolgreich. In Schweden wurde im Rahmen der Maßnahmen gegen COVID-19 das kurz-, mittel- und langfristige Wohl der Kinder und Jugendlichen nicht aufs Spiel gesetzt. Wenn ich dürfte, ich würde ANDERS TEGNELL, dem schwedischen Epidemiologen den Medizinnobelpreis verleihen, aus einem einfachen Grund: weil er als Mediziner menschlicher reagiert hat als der Rest der Welt.

Abschließend meine Bitten an jene Kräfte, die es aktuell in der Hand haben, unsägliches Leid jetzt und in der Zukunft von unseren Kindern und Jugendlichen abzuwenden, an die für die Anti-Corona-Maßnahmen von wissenschaftlicher Seite aus verantwortliche MedizinerInnen: Hören Sie bitte auf, die Medizin, auf die ich meinen Eid geschworen habe, mit den Füßen zu treten. An all jene Regierungsmitglieder, denen wir unser Vertrauen schenken, wenn es um die staatliche Lenkung durch eine Pandemie geht: Bitte hören Sie auf, die ganzheitliche Gesundheit von Kindern und Jugendlichen zu gefährden. Und an die Medien: Hört bitte auf, die Radikalisierung in unserer Gesellschaft zu schüren und verängstigte Menschen auf beiden Seiten, jene, die Angst vor COVID haben, und jene, die Angst vor der Allmacht des Staates haben, aufeinander loszulassen.

TEIL 2 | SOZIALE BEZIEHUNGEN UND ANDERE GESUNDHEITSFAKTOREN

DAS COVIDSTRESS-SYNDROM
GESUNDHEITSELIXIER SOZIALE BEZIEHUNGEN

NATUR & HEILEN, 3/2021

Interview: ANTJE MALY-SAMILAROW

Nerven-, Hormon- und Immunsystem beeinflussen sich wechselseitig – hierfür liefert die Psychoneuroimmunologie (PNI) inzwischen zahlreiche Belege. Aber auch die Psyche und das soziale Umfeld wirken entscheidend auf die Immunaktivität ein. Wir sind soziale Wesen. Fehlende soziale Kontakte, aber auch Existenzängste belasten die Psyche nachhaltig.

Für CHRISTIAN SCHUBERT, Professor für Medizinische Psychologie an der Medizinischen Universität Innsbruck, belegen die Forschungen auf dem Gebiet der Psychoneuroimmunologie, dass negative psychosoziale Faktoren wie beispielsweise mangelnde bzw. konflikthafte Beziehungen das Immunsystem schwächen. Ein Dilemma gerade jetzt während der laufenden COVID-19-Pandemie, wo Social Distancing verständlicherweise zu den Grundmaßnahmen zur Viruseindämmung gehört, wir stärkende Kontakte jedoch umso dringender benötigen würden.

NATUR & HEILEN sprach mit dem Arzt, Psychologen und Psychotherapeuten, der seit 25 Jahren zu den Wechselwirkungen von Psyche, Gehirn und Immunsystem forscht, über die Folgen der wochenlangen Lockdowns und Kontaktreduzierungen.

NATUR & HEILEN (N&H): *Professor SCHUBERT, bevor wir auf das gesundheitliche Potenzial sozialer Beziehungen zu sprechen kommen, würde ich Sie bitten, Ihr Wissenschaftsgebiet, die Psychoneuroimmunologie, zu erklären.*

CHRISTIAN SCHUBERT (CS): Die Psychoneuroimmunologie untersucht die Einflüsse der Psyche auf die Physis, etwa inwiefern psychisch belastende oder stärkende Situationen neuronale und hormonelle Prozesse beeinflussen, welche wiederum die körpereigenen Abwehrmechanismen steuern. Wir können ziemlich genau zeigen, wie beispielsweise ein freudiges Ereignis die Immunabwehr verbessert, ergo zu mehr Gesundheit führt, und wie massiv negative Ereignisse auf der anderen Seite die Immunfunktionen beeinträchtigen und letztlich Krankheiten hervorrufen. Auch Infektionen mit Viren wie SARS-COV-2 oder Influenza-Viren werden durch chronische psychische Belastung begünstigt. Unsere Forschung zeigt ganz klar, dass alles, was das psychische Befinden eines Menschen beeinflusst, auch seine Immunreaktionen beeinflusst.

N&H: *Welche Rolle spielen soziale Beziehungen im Geflecht unterschiedlicher Einflussfaktoren auf die Gesundheit?*

CS: Soziale Beziehungen sind meiner Meinung nach der mit Abstand wirkmächtigste Einflussfaktor auf unser Immunsystem, weshalb wir sie mit Fug und Recht als das Gesundheitselixier schlechthin bezeichnen können. Dieser Aspekt des menschlichen Lebens muss meines Erachtens deutlich stärker in den Fokus genommen werden, wenn man Krankheit präventiv im Sinne der Salutogenese entgegenwirken oder bestehende Erkrankungen erfolgreich behandeln und heilen will. Allerdings erfordert das einen Paradigmenwechsel – weg von der reinen Maschinenmedizin hin zu einer ganzheitlichen Medizin, die den Menschen eingebettet in seine Lebensumwelt betrachtet und ihn nicht auf Gene und Moleküle reduziert.

WENIGER STRESS, WENN EINGEBUNDEN IN EINEM SOZIALEN UMFELD

N&H: *Bevor wir auf diese Systeme zu sprechen kommen, lassen Sie uns noch mal einen Schritt zurückgehen. Kann der Mensch überhaupt ohne soziale Beziehungen leben und gedeihen, sprich: sich gut und gesund entwickeln?*

CS: Der Mensch ist ein soziales Wesen. Es gibt unzählige empirische Ergebnisse, die die essenzielle Bedeutung von sozialen Beziehungen für eine gesunde Entwicklung unterstreichen. Das beginnt bereits im Mutterleib und setzt sich bis ins hohe Alter fort. Aus diesen wissenschaftlichen Daten kann man ersehen, dass weniger sozial integrierte Menschen sowohl seelisch als auch körperlich öfter und schwerer erkranken und eine höhere Wahrscheinlichkeit haben, verfrüht zu sterben. So sind die Mortalitätsraten von unverheirateten Menschen höher als die von verheirateten, und zwar unabhängig von der jeweiligen Todesursache, wobei das auch für unverheiratete, aber zusammenlebende Lebenspartner gelten dürfte. Menschen, die alleine leben, begehen auch häufiger Suizid als Menschen, die sozial eingebunden sind. Im Umkehrschluss dazu zeigt die Literatur, dass soziale Eingebundenheit die Gesundheit fördert.

N&H: *Welchen Einfluss hat ein gutes soziales Eingebundensein auf die Gesundheit? Gibt es konkrete Kausalitäten, die wissenschaftlich untermauert sind?*

CS: Einfach formuliert: Wenn Sie sich geborgen und sicher fühlen, weil Ihr Umfeld Ihnen einen sicheren Rahmen gewährt – das ist die Partnerschaft, die Familie, auch der Arbeitsplatz oder der Sportverein –, dann können Sie sich frei und gesund entwickeln und leben, sind vermutlich tendenziell weniger Stressoren ausgesetzt. Und Sie sind – weil Sie in einem sicheren Rahmen aufgewachsen sind – mental stabil genug, um mit den Stressoren, die das Leben an Sie heranträgt, zurechtzukommen. Dies wiederum vermittelt Ihnen das Gefühl, Ihr Leben selbstbestimmt meistern zu können.

Und auch dieses Gefühl der Selbstbestimmtheit, aber auch der Selbstwirksamkeit stärkt Sie und verleiht Ihnen Sicherheit. Aus der Literatur und aus unseren Forschungsarbeiten mit Patienten wissen wir zudem, dass Menschen, die sich gut sozial integriert entwickeln konnten und auch so leben, deutlich gesünder sind. Sie weisen nämlich eine geringere Stresssystemaktivität auf und schütten folglich weniger Stresshormone aus, was eine gut funktionierende Immunabwehr ermöglicht und weniger entzündliche Prozesse nach sich zieht. Diese Menschen weisen in der Folge eine geringere Zellalterung auf, was sie unterm Strich gesünder und länger leben lässt. Die Psychoneuroimmunologie zeigt ganz klar, dass alles, was sich positiv auf die Psyche auswirkt, bis in die Körperzellen hinein wirkt und unsere Immunaktivitäten derart beeinflusst, dass beispielsweise entzündliche Prozesse abklingen und damit Heilungsprozesse angestoßen werden können. Einschlägige Studien bestätigen dabei, dass einsame Menschen deutlich erhöhte Entzündungswerte haben, während Menschen, die soziale Unterstützung erleben, verringerte Entzündungslevels aufweisen. Außerdem wissen wir, dass traumatische Erlebnisse in der Kindheit, insbesondere Beziehungstraumen, dramatische Folgen für die psychische, aber auch für die immunologische Entwicklung haben. In vielen Fällen bringen sie das Immunsystem in eine lebenslange Schieflage.

N&H: *Würden Sie sagen, dass gute soziale Bindungen heilsam wirken?*

CS: Absolut! Beispielsweise wissen wir, dass sicher gebundene Kinder, die in einem liebevollen Familienumfeld aufwachsen, sich immunologisch deutlich besser entwickeln können und auch im Erwachsenenalter weniger an Entzündungserkrankungen leiden. Aber nicht nur soziale Beziehungen können solch positive immunologische Effekte erwirken, sondern alles, was Menschen guttut. Dazu können auch Hobbys zählen oder ein erfüllendes Berufsleben.

N&H: *Sie sind ja nicht nur Arzt, sondern auch Psychologe und Psychotherapeut. Ermöglicht Ihnen dieses analytische und therapeutische Spektrum einen erweiterten Blick auf das, was Menschen gesund oder eben krank macht, um mal beim Titel eines Ihrer Bücher zu bleiben?*

CS: Mein Buch *Was uns krank macht, was uns heilt* heißt ja so, weil wir darin aufgezeigt haben, was Menschen gesund hält und was sie krank macht. Und das sind eben nicht ausschließlich und vordergründig unsere Gene oder bestimmte Erreger. Was eher krank macht, ist, wenn Erreger wie aktuell SARS-COV-2 einseitig als Killerviren dargestellt werden, wodurch Menschen in Angst und Panik geraten. Aus der PNI wissen wir nämlich, dass Angst über Cortisolerhöhung die immunologische Virusabwehr verringert, so dass wir uns leichter anstecken und schwerer erkranken. Chronifizierte Angst kann die Krankheitsgefahr in der Bevölkerung massiv steigern – und nach einem Jahr COVID-19-Panik würde ich fast so weit gehen zu sagen, dass wir es mit einer chronischen kollektiven Angst zu tun haben. Ich denke hier einerseits an die unmittelbaren Folgen der COVID-Maßnahmen auf den Lebensalltag und andererseits an die langfristigen gesellschaftlichen, also beispielsweise wirtschaftlichen Folgen. Unmittelbar führen Kindergarten- und Schulschließungen bei gleichzeitiger Berufstätigkeit oder aber auch bei Arbeitslosigkeit und Armut in vielen Familien zu enormem Druck, zu Ehekrisen und zu Gewalt. Die Ausgangsbeschränkungen verstärken das Ganze noch und führen dazu, dass all die Anspannung und Wut zu Hause ausgetragen werden. Kinder, die ohnehin in aversiven Familienverhältnissen leben und jetzt nicht mehr in die Fremdbetreuung gehen können, leiden hier am meisten. All das hat massive kollektive Folgen auf die psychische Gesundheit und die Immunfunktion.

N&H: *Heißt das, dass die Corona-Krise am Ende mehr Leben fordern könnte als das Virus selbst?*

CS: Wissen werden wir das erst in ein paar Jahren oder sogar Jahrzehnten. Aber nach allen Daten, die uns vorliegen, gehe ich davon aus, dass diese Krise verheerende Folgeschäden für Leib und Leben der Menschen nach sich ziehen wird. Das Virus an sich kann Infektionen auslösen, die in manchen Fällen, insbesondere bei vorerkrankten Menschen, schwere und auch tödliche Folgen haben können. Doch die Zahlen zeigen auch, dass ein Großteil der Bevölkerung nur leichte, grippeähnliche Symptome hat. Die Wenigsten erleben eine schwere Erkrankung. Vor allem Kindern, Jugendlichen und jungen Erwachsenen bis fünfzig, sechzig Jahren dürfte ganz wenig passieren. Danach wird es kritisch. Da beginnen offensichtlich die Immunsysteme nicht mehr so stark zu sein, aufgrund von Vorerkrankungen oder Altersprozessen – und da wissen wir, dass diese Menschen durchaus gefährdet sind. Daher muss man ganz besonders aufpassen, dass sie nicht mit dem neuartigen Corona-Virus in Kontakt kommen. Aber wie gesagt: Ein ganz großer Anteil der Bevölkerung ist geschützt und hat ein gut funktionierendes Immunsystem. In der derzeitigen Situation stellt das Virus dennoch für fast alle eine große Gefahr dar, weil es in einem bedrohlichen Maße biopsychosozial aufgeladen wurde. Dem biopsychosozialen Modell zufolge haben soziale und kulturelle Einflussfaktoren einen ungleich stärkeren Einfluss auf unsere Gesundheit als biologische Faktoren wie beispielsweise Gene, Moleküle und Zellen. In der psychosomatischen Medizin betrachten wir alle Systeme, die unser Leben ausmachen und in die wir eingebettet sind, in einer Art Hierarchie. Ganz unten rangieren Atome, Gene, Moleküle, Zellen, Gewebe und Organe, also alles, was unseren stofflichen Körper ausmacht. Darüber rangieren nicht stoffliche Lebensaspekte wie Psyche, Lebensgemeinschaften, die Familie, Kultur und noch weiter oben die Erde, Galaxien und das Universum.

N&H: *Und warum sind Familien wirkmächtiger als Moleküle und Zellen, aus denen wir doch bestehen?*

CS: Der Mensch als Person ist schon mal viel komplexer als die reine Biologie, die ihn ausmacht. Schon Aristoteles wusste, dass das Ganze mehr als die Summe seiner Einzelteile ist. Dieses Ganze ist also grundsätzlich komplexer als das, aus dem es entstanden ist. Eine Zweierbeziehung beispielsweise ist komplexer, weil sie aus zwei Menschen besteht, eine Familie mindestens aus drei usw. Dazu kommen weitere Beziehungen wie Freunde, die wiederum neue Impulse an den einzelnen Menschen herantragen und ihn beeinflussen. Höher Komplexes vereint unter sich alles andere, aus dem es hervorgegangen ist. Verändert sich also eine höher komplexe Ebene, dann betrifft dies potenziell alles darunterliegende weniger Komplexe. Die umgekehrte Wirkrichtung von weniger komplex nach höher komplex dient eher der Rückregulation. Das heißt, die sozialen Beziehungen, die wir unterhalten, nehmen Einfluss auf unsere Biologie, bis hinein in die Körperzellen. Aber das Psychosoziale eines Menschen, das heißt seine Beziehungen, seine kulturelle Einbindung, die gesellschaftlichen Phänomene usw., interessiert die Medizin wenig. Diese ist nicht an Komplexität interessiert. Schon seit mehreren hundert Jahren verfolgt man in der Medizin einen mechanistisch-reduktionistischen Ansatz. Der Mensch wird von einer sehr vereinfachten Perspektive aus betrachtet. Aber die Corona-Krise deckt die Folgen dieser Reduzierung auf den rein stofflichen, körperlich- biologischen Teil des Menschen auf. Denn wir sind mit einer Situation konfrontiert, die uns zeigt, was in unserer Gesellschaft los ist, wie die einzelnen Menschen tatsächlich reagieren, wenn sie unter einem großen Druck stehen und in Angst sind. Die Medizin ist nicht gerüstet, damit umzugehen, und sie reagiert immer mit der gleichen Bewegung: »Lasst uns testen und messen!« Das mit technischen Mitteln Messbare ist das einzig Interessante hier. Das hat nichts mit einer Stärkung des Immunsystems zu tun, sondern der Mensch wird wie eine Maschine behandelt.

SINNHAFTE AKTIVITÄTEN SIND IMMUNSTÄRKEND

N&H: *Ihre Studien zeigen hingegen, dass gute Beziehungen und sinnhafte Aktivitäten das Immunsystem effektiv stärken können!*

CS: In unseren integrativen Einzelfallstudien erfassen wir gewissermaßen alles, was das Leben der Menschen, die zu uns kommen, ausmacht. Da sehen wir konkrete Zusammenhänge zwischen Ereignissen, die sich negativ auf ihr psychisches Wohlbefinden auswirken – zum Beispiel Streit, eine Kündigung, finanzielle Sorgen – und biologischen Parametern. Wir sehen anhand von Urinproben, wie sich solche Ereignisse auf die Stresssystemaktivität und letztlich auf die Immunabwehr auswirken. Im Umkehrschluss sehen wir aber auch, dass Ereignisse, die diesen Menschen guttun, die sich positiv auf ihr Wohlergehen auswirken, zu verbesserten Immunwerten und damit verbesserter Gesundheit führen. Diese Kausalitäten sind eindeutig. Lebenssinn und Lebensbedeutung, die eine enorm wirkmächtige Einflussgröße innerhalb des biopsychosozialen Modells darstellen und auch immunologisch ausschlaggebend sind, werden über soziale Beziehungen generiert.

Fehlen Menschen nun jene Instrumente, die sie eigentlich brauchen, um stark – im Sinne einer Resilienz und Stressresistenz – und gesund zu bleiben, werden sie anfälliger für Krankheitserreger. Vor allem Alleinlebende werden durch die Maßnahmen zur Eindämmung von SARS-COV-2 nicht nur ihrer sozial wertvollen Kontakte beraubt, sondern auch um wesentliche sinnhafte Aktivitäten gebracht. Diese Maßnahmen sind für diese Menschen desaströs. Aber nicht nur für sie.

N&H: *Welchen konkreten Einfluss haben die Lockdown-Maßnahmen auf die sozialen Kontakte und damit auf die Gesundheit der Menschen?*

CS: Das kann man nicht pauschal sagen. Es gibt Menschen, die kaum darunter leiden, weil sie in gute Familienstrukturen eingebettet sind oder schlicht gern allein sind. Aber es gibt genügend Menschen, die von den Maßnahmen schwer getroffen sind, denn die Gesellschaft ist ja nicht homogen.

N&H: *Gibt es bereits profunde Daten zur Auswirkung der Lockdown-Maßnahmen?*

CS: Die Sigmund Freud Privatuniversität (SFU) in Wien hat unlängst 1.000 Menschen dazu befragt und herausgefunden, dass psychische Belastungen besonders Frauen, Städter, ärmere Menschen mit bis zu 1.400 Euro Grundeinkommen betreffen – und junge Menschen! Sie sind besonders verängstigt. Etwa die Hälfte der Befragten sehen sich von der Krise psychisch überfordert. Vierzig Prozent leiden an Zukunftsängsten, 27 Prozent an generalisierter Angststörung. 58 Prozent meinen, dass ihre Selbstbestimmung geringer geworden ist. 33 Prozent beklagen einen Verlust an Lebensfreude. 15 Prozent trinken mehr Alkohol, 33 Prozent rauchen mehr. Mit anderen Worten: Die Menschen kompensieren den Verlust an Lebensfreude, an Selbstbestimmung und an Lebenssinn mit gesundheitsschädigendem Verhalten wie erhöhtem Alkohol- oder Zigarettenkonsum.

Eine Studie der Donau-Krems-Universität mit 1.009 Teilnehmenden zeigt, dass in Österreich depressive Symptome von vor Corona bis jetzt von etwa vier auf über zwanzig Prozent und Angstsymptome von fünf auf 19 Prozent angestiegen sind. Wir haben also einen fundamentalen Anstieg zu verzeichnen. Zudem leiden aktuell rund 16 Prozent unter einer Schlafstörung. Es lässt sich davon ausgehen, dass vor allem vorbelastete Menschen schwerere psychische Erkrankungen entwickeln. Man spricht bereits von einem COVID-Stress-Syndrom, einer Art posttraumatischer Belastungsstörung. Nach allem, was wir wissen, gehen solche psychischen Belastungen mit Langzeitsymptomen einher und damit mit einer massiven Beeinträchtigung der Gesundheit dieser Menschen. Angst, wenn sie chronifiziert, ist ein regelrechter Immunkiller.

N&H: *Inwieweit stellt die Reduzierung sozialer Kontakte ein Gesundheitsrisiko dar?*

CS: Soziale Unterstützung puffert den Einfluss von Stressoren auf die Entwicklung von Krankheiten ab. Man kann also davon ausgehen, dass der Mangel an sozialen Beziehungen ein Gesundheitsrisiko darstellt. Projizieren wir die Daten der Universität Krems einmal auf die Gesellschaft und schauen, was passieren könnte: Wenn Sie Sorgen haben und über ein gutes soziales Netz verfügen, dann werden Sie aufgefangen, sei es, weil man im Gespräch Ängste und Sorgen relativieren und Lösungsansätze besprechen kann oder weil Sie sehen, dass Ihre Freunde ähnliche Sorgen haben, aber ganz anders, vielleicht konstruktiver damit umgehen. Es können auch konkrete Hilfen, etwa materieller oder finanzieller Art sein. Wenn – wie eine von der Initiative für evidenzbasierte Corona-Information, der ich angehöre, in Auftrag gegebene Online-Umfrage an 1.000 Österreichern zeigt – fast die Hälfte der Befragten weniger oder sogar deutlich weniger Sozialkontakte als vor dem Lockdown haben, bedeutet das auch, dass die sozialen Schutz- und Stützmechanismen für viele wegbrechen. Wenn Sie dann noch ins Kalkül ziehen, dass 75 Prozent der befragten Personen Angst vor wirtschaftlichen Problemen haben und immerhin 43 Prozent Angst vor einer Erkrankung – und das sind nur einige Angstszenarien –, dann haben wir es offensichtlich mit einer kollektiven Angst zu tun. Das heißt nicht nur, dass die sozialen Puffersysteme ausfallen, die Menschen können sich auch nicht mehr ausreichend selbst stabilisieren, wenn sie in Ängsten gefangen sind. Und das Schlimmste ist: Sie sehen kein Licht am Ende des Tunnels!

NOCEBO-EFFEKT DES CORONAVIRUS

N&H: *Sie sagten vorhin, dass* SARS-COV-2 *biopsychosozial aufgeladen ist. Welchen Einfluss hat diese Aufwertung auf eine potenzielle Infektion mit dem Virus?*

CS: Wenn ein Virus derart omnipräsent ist, dass es seit einem Jahr weltweit die Schlagzeilen dominiert, dann lässt sich sagen, dass es – biopsychosozial gesehen – von einer sehr niederen, rein biologischen Hierarchiestufe auf eine höher komplexe, psychosoziale, ja soziokulturelle Ebene gehoben wurde. Mittlerweile beeinflusst das Virus unser Leben sowohl mittelbar als auch unmittelbar in nahezu allen Bereichen. Insofern hat es eine Bedeutung als Krankheitsfaktor erlangt, die es ohne die Panikmache durch Medizin, Medien und Regierungen nie gehabt hätte. Menschen, die infolge dieser Aufladung Angst vor einer Infektion mit SARS-COV-2 haben, werden möglicherweise, wenn sie sich tatsächlich infizieren, einen deutlich schwereren Verlauf nehmen als Menschen, die keine Angst davor haben. Und das betrifft nicht nur die üblichen Risikogruppen. Denn wir müssen davon ausgehen, dass auch einige Menschen mit einem gesunden, starken Immunsystem psychisch so stark leiden, dass genau die Teile des Immunsystems – hier sprechen wir von natürlichen Killerzellen, von T-Lymphozyten und vielen anderen Immunfaktoren –, die wir eigentlich brauchen, um gegen das Virus zu kämpfen, in ihrer Aktivität verringert werden. Paradoxerweise können dadurch auch Menschen, die eigentlich ganz locker mit diesem Virus umgehen können, nun in Gefahr geraten und möglicherweise leichter infiziert werden, leichter krank werden und im schlimmsten Fall vielleicht sogar an der schwersten Verlaufsform erkranken, weil sie so gestresst sind, dass ihr Immunsystem nicht mehr richtig funktioniert.

Wir schaffen gerade einen Zustand in der Bevölkerung, der zur Folge hat, dass die Abwehr aufgrund des hohen Stresspotenzials nicht mehr so gut funktionieren wird. Ich würde also gern neben den Vorerkrankten, die möglicherweise eine immunologische Störung mitbringen, und neben alten Menschen, die nicht mehr über ein so fittes Immunsystem verfügen, eine dritte Gruppe einführen: die der chronisch Gestressten – und die finden wir in allen Altersgruppen. Insofern ist SARS-COV-2 mit einem potenziellen Nocebo-Effekt behaftet, der es vor allem für ängstliche Menschen gefährlicher macht, als es für viele eigentlich ist.

N&H: *Werden Sie die Themensetzung für den 3. Psychoneuroimmunologie Kongress, der im September 2020 in Innsbruck stattfinden sollte, aufgrund der Corona-Krise jedoch auf den Herbst 2022 verschoben wurde und welcher der Bedeutung sozialer Beziehungen für die Gesundheit gewidmet war, an die aktuellen Entwicklungen anpassen?*

CS: Ich denke, dass wir dann nicht mehr hypothetisch über die negativen Auswirkungen von Einsamkeit, Beziehungsstress oder traumatischen Erfahrungen sprechen, sondern sie vor Augen haben werden. Auf der anderen Seite zeigt diese Krise, dass und warum gute soziale Bindungen ein Gesundheitselixier sind. Der Wissenschaft bietet sich hier die seltene Gelegenheit, ihre Thesen mit der Realität abzugleichen. Insofern – das klingt jetzt zynisch – hat auch diese Krise ihr Gutes!

»KRAUT PLUS SPRUCH« ALS ERFOLGSGEHEIMNIS
DAS ARZT-PATIENTEN-VERHÄLTNIS
UND SEINE BEDEUTSAMKEIT

DIE SÄULE, SEPTEMBER 2021
Interview: FRANK KORKE

DIE SÄULE (DS): *Kann man davon ausgehen, dass sich eine aktivere Rolle des Patienten (im Sinne von Eigenverantwortung und Selbstbestimmung) tendenziell positiv auf den Therapieverlauf auswirkt?*

CHRISTIAN SCHUBERT (CS): Absolut. Die Psychoneuroimmunologie belegt empirisch, dass positive Psychologiefaktoren wie Selbstwirksamkeit und Kontrollerleben mit Steigerungen des Immunschutzes verbunden sind. Ich würde sogar so weit gehen, anzunehmen, dass die Heilung einer Krankheit an die aktive Rolle des Patienten gebunden ist. Heilung also dann möglich ist, wenn ein gewisser Grad an Eigenverantwortung und Selbstbestimmung innerhalb des Therapieprozesses wirksam werden kann. Das Jahrtausende alte Sprichwort »Medicus curat, natura sanat« (lateinisch für »Der Arzt behandelt, die Natur heilt«) spricht diesen ganzheitlichen Vorgang an. In der derzeitigen mechanistischen Schulmedizin werden Körper und Geist programmatisch getrennt gesehen. Häufig begibt sich der Patient quasi als Maschine in die Reparaturwerkstatt Klinik und hofft, dass es der Arzt schon richtet. Meiner Meinung nach verschwindet damit in der Behandlung des Patienten dessen wichtigstes Werkzeug für die Heilung: die eigene Psyche und damit auch der persönlich bedeutsame soziale Kontext. Der Patient wird abhängig und ohnmächtig. Und dann kommt noch die Angst dazu. Meines Erachtens sind das alles die schlechtesten Voraussetzungen für eine Heilung.

DS: *Sollte ein Arzt oder Therapeut den Patienten zu einer solchen aktiveren Rolle ausdrücklich ermuntern oder ist das Risiko zu groß, manche Patienten damit zu überfordern?*

CS: Sie sprechen einen wichtigen Punkt an. Nicht jedem Patienten kann man so einfach Selbstverantwortung zumuten. Für manche Patienten würde das das erste Mal in ihrem Leben bedeuten, selbstverantwortlich zu handeln. Sie wären damit überfordert. Eine wesentliche Aufgabe des Arztes ist es also, den Patienten langsam an Eigenverantwortung und Selbstbestimmtheit im Umgang mit seiner Krankheit heranzuführen. Dazu braucht es eine tragfähige und vertrauensvolle Beziehung zwischen Arzt und Patient. Diese zu schaffen ist für mich eine der wichtigsten Aufgaben einer erweiterten, ganzheitlichen Medizin. Nehmen Sie als Beispiel Krebs. Die Psychoneuroimmunologie verfügt längst über sehr belastbare empirische Daten zum Zusammenhang zwischen psychischem Stress und der Entstehung sowie der Aufrechterhaltung von Krebs. Viele auch psychosomatisch denkende Ärzte scheuen sich aber, eine mögliche Rolle von Stress und chronischer psychischer Belastung bei einer Krebserkrankung anzusprechen. Sie meinen, dass der Patient dann Schuldgefühle entwickeln könnte und erst recht psychisch belastet wäre, was wiederum prognostisch ungünstig ist. Anstelle dessen wird dann eher am verbesserten Umgang mit der Krebserkrankung (Coping) gearbeitet und die bei Krebs potentiell kausale und aufrechterhaltende Rolle von psychosozialen Belastungsfaktoren in den Hintergrund gestellt. Eine fatale Entscheidung für meine Begriffe, denn dem Patienten wird damit möglicherweise eine wesentliche Behandlungs- und Heilungsoption genommen.

DS: *Sind Ärzte überhaupt auf den Umgang mit mündigeren Patienten vorbereitet oder muss sich auch etwas an der ärztlichen Ausbildung ändern?*

CS: Die wenigsten Ärzte dürften auf den Umgang mit mündigen Patienten vorbereitet sein. Das Medizinstudium in seiner jetzigen Form lehrt hauptsächlich mechanistische Inhalte in Bezug auf die Maschine Mensch. Physik, Chemie, Biochemie, Anatomie, Physiologie, Histologie usw. sind alles vorklinische Lehrfächer einer technisierten Medizin. Dazu kommt die Beziehungsgestaltung zwischen Professoren und Studenten, die sehr hierarchisch ausgerichtet ist. Hier lernt der Student gut, wie sich später der Patient dem Arzt gegenüber fühlen wird, nämlich abhängig, unterwürfig und ängstlich.

Im derzeitigen Medizinstudium wird der Student also eher auf den unmündigen Patienten vorbereitet. Und wenn Patienten doch mündig auftreten, können angstmachende Faktoren im Dialog zwischen Arzt und Patient dazu führen, dass Patienten eingeschüchtert werden und verstummen. Ich plädiere für eine Arzt-Patienten-Beziehung und auch für ein Medizinstudium der Angstlosigkeit: in dem Studenten in angstfreien Beziehungskontexten neben weniger komplexen technischen Inhalten auch komplexe vermittelt werden, von der Philosophie und Psychologie zur Systemtheorie, Soziologie und Psychoanalyse; in dem sie in Selbsterfahrungsseminaren mit sich selbst in Auseinandersetzung gehen und Mediziner auch als Begleiter eines sinn- und haltsuchenden Patienten fungieren können.

DAS MENSCHENBILD
DER MODERNEN MEDIZIN
IST ZUTIEFST
MECHANISTISCH

CICERO, 25. 08. 2021

Interview: ALISSA KIM NEU

Für den Psychoneuroimmunologen CHRISTIAN SCHUBERT zeigt sich in der Corona-Pandemie die größte Krise der westlichen Medizin. Ein Gespräch über verlorene Lebensjahre und die Auswirkungen psychischer Belastung. Und darüber, warum Lockdowns gerade gegenüber Kindern zutiefst unmenschlich sind.

CICERO (Ci): *Herr* SCHUBERT, *im Grundgesetz ist der Schutz der Gesundheit und des Lebens der Bürger verankert. Für die Corona-Pandemie wurde das sehr ernstgenommen. Doch gab es da auch eine Überbetonung des Körperlichen zu Lasten der Psyche?*

CHRISTIAN SCHUBERT (CS): Mein Ansatz in dem Zusammenhang ist ein Ansatz, der vor allem auf die Wechselwirkung zwischen Virus und Wirt abzielt. Das heißt, es geht bei einem Virus auch um die Abwehrkräfte des Wirts. Die Rolle des Wirts aber habe ich in der Krisenkommunikation der letzten 18 Monate sehr vermisst. Der Staat sagte zwar, er wolle das Virus bekämpfen, hat aber den Menschen nicht mit in die Rechnung genommen. Schon für LOUIS PASTEUR, der um 1850 lebte, war die Mikrobe letztlich zu wenig, es ging ihm besonders um den Wirt und dessen Immunabwehr.

CI: *Aber es geht doch zuallererst um die Bekämpfung des Virus?*

CS: Meine Fachdisziplin, die Psychoneuroimmunologie, zeigt auf, dass nicht nur stoffliche Faktoren wie Viren oder Bakterien Gesundheit und Krankheit erklären, sondern, dass wir uns mit dem ganzheitlichen Menschen befassen müssen. Beispielsweise mit Umweltfaktoren, die das Immunsystem stärken oder schwächen. Da sind psychische und soziale Faktoren von fundamentaler Bedeutung.

CI: *Das Psychosoziale hat durch die Maßnahmen stark gelitten.*

CS: Genau. Wenn wir uns den Menschen als Ganzen anschauen, wird die Paradoxie der Corona-Maßnahmen offensichtlich. Ich nehme als Beispiel den Lockdown. Der Lockdown ist wissenschaftlich sinnvoll, um das Virus einzudämmen. Gleichzeitig schicke ich durch ihn aber auch Menschen in die Isolation. Dort erfahren sie mitunter Einsamkeit, Angst vor dem Jobverlust, Depressionen, Traumata etc. Dieser Stress schwächt das Immunsystem immens. Deshalb untergrabe ich mit dem Lockdown gleichzeitig die Widerstandskraft vieler Menschen und damit auch den Versuch, dass sich möglichst wenige infizieren und auf die Intensivstation müssen.

CI: *Geht die Medizin da dann oft von einem vereinfachten Menschenbild aus?*

CS: Ja. Das Menschenbild der modernen Schulmedizin ist ein zutiefst mechanistisches Bild. Das Paradigma dieser Medizin geht davon aus, den Menschen zu reparieren, wenn er kaputt ist. Das Ganzheitliche wird dabei zumeist ausgeklammert. Diese

Haltung entwickelte sich aber nicht erst mit der Pandemie. Die COVID-19-Krise ist die größte Krise, die die westliche Medizin jemals hatte, weil sie ihr falsches Menschenbild offenbart.

CI: *Wichtig ist doch, das Virus nicht zu verharmlosen.*

CS: Es gab von Anfang an ein Narrativ der Angst. Man entgegnete dem Zu-leicht-auf-die-Schulter-Nehmen, indem man alle Register zog, um Angst zu verbreiten. Da ist das geleakte Papier des Bundesinnenministeriums von März 2020, das die Verängstigung der Bevölkerung als bevorzugte Krisenkommunikation beurteilte. Auch Kindern und Jugendlichen wurde viel Angst gemacht: Sie könnten ihre Großeltern umbringen, wenn sie nicht aufpassten. Diese Kommunikation entspricht aber nicht einer modernen ganzheitlichen Medizin, sondern mutet fast mittelalterlich an. Es wäre aber sehr wohl wichtig gewesen, zu vermitteln, dass die eigene Immunabwehr ausschlaggebend ist und gezielt gestärkt werden kann, insbesondere dadurch, dass es den Menschen psychisch gut geht.

CI: *Man wollte damit eben eine große Zahl an Toten verhindern.*

CS: Gerade zu Anfang wussten wir auch noch sehr wenig über das Virus und wir mussten viel lernen. Aber das Wissen, das wir jetzt über die Risikogruppen haben, wird nicht umgesetzt. Viel eher wird in Deutschland ein vierter Lockdown diskutiert.

CI: *Aber ein gutes Immunsystem reicht doch sicherlich nicht gegen jedes Virus aus!*

CS: Das kommt auf die Pathogenität des jeweiligen Virus an. Es gibt Viren mit hoher Pathogenität wie das Ebolavirus, dem lässt sich immunologisch schwerer begegnen, ohne Frage. Aber im

Endeffekt ist es immer zu wenig, nur das Virus anzuschauen und den Wirt außer Acht zu lassen. Das Corona-Virus ist sicherlich gefährlich für bestimmte Gruppen und damit meine ich nicht nur ältere Menschen, die in der COVID-19-Krise oft stigmatisiert wurden, besonders anfällig zu sein. Es kommt auf die Gesundheit des Einzelnen an, auf Vorerkrankungen wie Diabetes oder Krebs oder auf den Grad der psychischen Belastung, dem eine Person langfristig ausgesetzt ist. Dann ist das Virus gefährlich – auf gesunde, junge Menschen hat es oft nur wenig Einfluss.

Ci: *Mehrere Studien deuten darauf hin, dass viele Menschen psychisch stark unter der Pandemie zu leiden haben. Welche Erkrankungen zeigen sich besonders häufig?*

CS: Die Zunahme an psychischen Erkrankungen gibt es in der gesamten Bevölkerung zu beklagen. Für Österreich heißt das, dass sich die Zahlen an Depressionen und Angststörungen allein während des ersten Lockdowns vervier- und verfünffacht haben. Auch Schlafstörungen haben in der Bevölkerung zugenommen.

Ci: *Werden Kinder und Jugendliche besonders in Mitleidenschaft gezogen?*

CS: Leider ja. Wir sehen vermehrt Belastungsstörungen, Angst, Depressionen, aber auch Essstörungen, Suizidgedanken und -handlungen bei sehr jungen Kindern.

Ci: *Warum trifft es diese Gruppe besonders hart?*

CS: Sie wurden durch den Lockdown vor allem von der Bildung und schulischen Strukturen sowie sozialen und sportlichen Aktivitäten ferngehalten. Kinder und Jugendliche sind aber auf ebensolche Entwicklungserfahrungen, für die es spezifische Zeitfenster gibt, angewiesen. 18 Monate sind dabei für ein beispielsweise 24 Monate altes Kind sehr lange. Zudem gab es viele, die in kleinen Wohnungen mit ihren Eltern lebten, die selbst durch die Angst vor dem Arbeitsverlust und dem sozialen Abstieg stark gestresst waren. Schreien, schlagen, aber auch sexuelle Missbrauchserfahrungen, das alles hat sich in den letzten 18 Monaten vervielfacht. Von diesen traumatischen Erfahrungen wissen wir, dass sie psychische Störungen enorm begünstigen. Und da ist wieder ein Paradoxon der Schulmedizin: Wir versuchen mit aller Kraft ein Triagieren in den Kliniken zu vermeiden. Triage findet aber nun in den Psychiatrien statt. Dort werden Kinder und Jugendliche, die dringend Hilfe bräuchten, abgewiesen, weil die Stationen überfüllt sind.

Ci: *Aber ist es nicht verständlich, dass in der ersten Panik erst einmal die Intensivbetten freigehalten werden mussten, da eine Überfüllung dort wirklich zum unmittelbaren Tod der Abgewiesenen führen würde?*

CS: Ja, erst einmal schon. Doch auch psychische Erkrankungen haben ganz konkrete und sehr langfristige Auswirkungen. Menschen die im Rahmen der COVID-Krise bzw. der Maßnahmen zur Eindämmung von SARS-COV-2 Depressionen, Essstörungen oder Suchterkrankungen entwickelt haben, werden mitunter Jahrzehnte lang darunter leiden und stationär behandelt werden müssen. Auch die Angst vor dem sozialen Abstieg oder die Einsamkeit kann so belastend sein, dass Menschen auf lange Sicht dadurch Lebensjahre verlieren, unter anderem, weil ihr Immunsystem durch Stress langfristig geschädigt wird.

Ci: *Aber man kann doch auch nicht aufwiegen, welche Lebensjahre mehr geschützt werden müssen, die von Jüngeren oder von Älteren!*

CS: Die wesentliche Frage ist doch die, was schützt denn die Menschen, die besonders gefährdet sind? Das haben wir in den letzten 18 Monaten doch gelernt! Wer derzeit durch Innsbruck geht, muss in den Geschäften keine Maske mehr tragen, und trotzdem halten einige noch Abstand oder tragen sie. Das respektiere ich, da wird mir signalisiert, pass auf, ich habe Angst vor einer Ansteckung oder möchte andere schützen. Ich bleibe dann auf Abstand zu diesen Menschen, ansonsten bewege ich mich aber frei unter Meinesgleichen. Wir brauchen auf jeden Fall noch bessere Hygienekonzepte, besonders für Orte wie Altenheime oder Krankenhäuser. Aber wegen eines Virus, das besonders für eine klar identifizierte Gruppe schädlich ist, die ganze Gesellschaft zu isolieren und die Gesellschaftsstruktur zu beschädigen, finde ich bedenklich.

Ci: *Sie verweisen immer wieder auf die Adverse Childhood Experiences Study, um auf die Situation von Kindern und Jugendlichen aufmerksam zu machen. Was bedeutet diese Studie genau?*

CS: Ich beziehe mich da auf eine Studie von VINCENT FELITTI von 1998. Diese konnte zeigen, dass Traumatisierungen, wie gerade aufgezählt, aber auch traumatische Belastungen wie beispielsweise die Scheidung der Eltern in Summe zu einer kürzeren Lebenserwartung führen. Wenn mehr als sechs solcher Erfahrungen in den ersten 18 Lebensjahren stattfinden, verlieren Kinder im Schnitt zwanzig Jahre ihres Lebens. Das ist schon sehr dramatisch.

Ci: *Auch einmal abgesehen von der Studie verlieren Kinder und Jugendliche doch auch viele wichtige Möglichkeiten, Erfahrungen zu machen.*

CS: Gerade die Lebensjahre von Kindern und Jugendlichen sind sehr wichtig für ihre Entwicklung. Sie nehmen viel Neues wahr und lernen dadurch, ihr Immunsystem wird trainiert und sie treten mit Menschen in Kontakt. Ständig mussten sie aber in der Corona-Pandemie nun Rücksicht nehmen. Doch wir sollten auch Rücksicht auf ihre noch unabgeschlossene Entwicklung nehmen. Das ist auch mein Verständnis des Generationenvertrags: Ich möchte mich dafür einsetzen, dass das normale Leben weitergehen kann. Und wenn ich selbst in einer viralen, pandemischen Situation bin und geschützt werden muss, dann ist es meine Verantwortung, das zu tun, und nicht die der Kinder und Jugendlichen.

Ci: *Also eine Aufforderung zur Eigenverantwortung?*

CS: Das Problem in der Schulmedizin ist ja, dass Menschen in die Klinik gehen, um sich reparieren zu lassen wie eine Maschine. Die Eigenverantwortung, die jemand jahrzehntelang schleifen ließ, indem er sich immer gestresst oder schlecht ernährt hat, die wird nicht mitgedacht. Das ist ein sehr passiver Zugang zur Gesundheit.

Ci: *Aber eine Überbetonung von Prävention kann auch negativ sein und schnell in Schuldzuweisungen enden, doch Krankheitsbilder sind dafür oft zu komplex!*

CS: Das ist richtig. Ich rede auch nicht von Schuld, sondern von Verantwortung. Wenn Menschen zu mir in die Therapie kommen, stelle ich auch keine Kausalzusammenhänge zwischen bestimmten Verhaltensweisen und ihrer Erkrankung her. Aber es ist wichtig, sich mit der eigenen Biographie und Lebensweise auseinanderzusetzen und chronischen Stress zu reduzieren. Wenn eine Person mit Lungenkrebs beispielsweise eine traumatische Vergangenheit hat und das Rauchen schon seit Jahrzenten als Copingmöglichkeit verwendet, kann man ihr nicht einfach das Rauchen verbieten. Eher sollte man die Auseinandersetzung mit dem Trauma anregen, um der Erkrankung angemessener zu begegnen. Ärzte oder Psychologen können Menschen auf diesem Weg professionell begleiten.

CI: *Was macht die Pandemie mit unserem gesellschaftlichen Miteinander, wenn wir ständig darauf bedacht sind, auf Abstand zu bleiben?*

CS: Die Beziehungslosigkeit ist nicht erst seit der Pandemie ein Charakteristikum unserer modernen Zeit. Beziehungen werden immer mehr in die sozialen Medien und technischen Verbindungen verlagert. Welche Konsequenzen das genau haben wird, werden wir sehen. In der Psychoneuroimmunologie kommen der sozialen Interaktion, der sozialen Unterstützung, der sozialen Diversität, also dass man verschiedene Rollen im sozialen Kontext einnimmt, eine wichtige Bedeutung zu. Sie sind Lebenselixiere für die Gesundheit. Konfliktbehaftetes Miteinander belastet die Beziehungen und auch die Gesundheit. Ich habe Sorge, dass sich das durch die Pandemie verstärken wird.

CI: *Viele blicken nun besorgt auf den Herbst und die neuen Varianten. Könnten wir uns einen neuen Lockdown denn noch einmal leisten?*

CS: Also aus gesundheitlichen Aspekten heraus können wir uns gar nichts mehr leisten. Ich kritisiere die Maßnahmen schon von Beginn an. Auch wenn es anfangs aus medizinischer Sicht heraus der richtige Weg war, hätten wir schneller lernen sollen. Die Kollateralschäden sind jetzt schon immens, doch eine Veränderung der Strategie ist nicht in Aussicht – ganz im Gegenteil. Die Bekämpfung des Virus ist ganz im Sinne des mechanistischen Menschenbilds und richtet sich allein auf die technischen Aspekte aus. Impfungen sind nun das Allerheilmittel und wenn sich jetzt herausstellt, dass es eben doch zu Durchbrucherkrankungen kommen kann, dann weiß die Medizin wieder nicht weiter, impft ein drittes oder viertes Mal oder empfiehlt die Impfung der Kinder gegen SARS-COV-2. Da Kinder selbst aber keinen Nutzen von den Impfungen haben, weil sie kaum erkranken, und der derzeit verfügbare Impfstoff gegen SARS-COV-2 nicht auf mögliche Langzeitnebenwirkungen geprüft wurde, stellt die jetzt drohende Impfpflicht der Kinder eine staatlich verordnete Körperverletzung der Kinder dar – und die Medizin macht sich wieder einmal zum Schergen eines für menschliche Aspekte blinden Systems.

RAUS AUS DER ANGST

**FF-DAS SÜDTIROLER WOCHENMAGAZIN,
02. 09. 2021, NR. 35**
Interview: ALEXANDRA ASCHBACHER

FF-DAS SÜDTIROLER WOCHENMAGAZIN (SW): *Herr* SCHUBERT, *Sie erforschen den Zusammenhang zwischen Gehirn, Psyche und Immunsystem. Wird in dieser Pandemie genügend darüber gesprochen?*

CHRISTIAN SCHUBERT (CS): Nein, überhaupt nicht. Nicht einmal über das Immunsystem wird gesprochen. Wenn es um die Auseinandersetzung des Menschen mit einem Virus geht, dann geht es aber immer auch um das Immunsystem. Viele sagen zur Zeit, was soll das Gerede über das Immunsystem, es geht doch um das Virus. Das sagt viel aus, in welcher Kultur und Denkhaltung unsere Gesellschaft lebt. Wir fokussieren das Virus und vergessen, dass es ja auch einen Menschen gibt, der mit diesem Virus in Kontakt tritt und viele unterschiedliche Möglichkeiten hat, sich damit auseinanderzusetzen.

SW: *Sie wollen sagen, man kann sein Immunsystem gegen das Virus schärfen?*

CS: Ja. Leider wird die Energie darauf verwendet, eine Spaltung der Gesellschaft voranzutreiben und das Virus zu einem Killervirus hochzustilisieren. Wir Menschen scheinen dabei nur mehr Marionetten von Regierung, Medizin und Medien zu sein. Dabei ist es längst wissenschaftlich erwiesen, dass Psyche und Immunsystem eine untrennbare Einheit sind und wir viel tun können, um das Virus selbstbestimmt abzuwehren.

SW: *Das ist ja Ihr Spezialgebiet: Wie also hängen Immunsystem, Psyche und Gesundheit zusammen?*

CS: Wir wissen seit Jahrzehnten, dass die Umgebung eines Menschen, seine Beziehungen, die Gesellschaft, die Kultur – also sogenannte psychosoziale Faktoren – einen fundamentalen Einfluss auf unser Immunsystem haben. Wenn wir Ereignisse erleben, die uns emotional berühren, mit Menschen, die uns nahestehen, oder auch am Arbeitsplatz, dann hat das einen direkten Einfluss auf unsere Immunaktivität. Immun-, Nerven- und Hormonsystem sind eng miteinander verknüpft und besitzen eine gemeinsame biochemische Sprache.

SW: *Die Psychoneuroimmunologie (PNI) ist ein relativ junger Bereich in der Medizin. Welchen Stellenwert hat sie mittlerweile?*

CS: Was man sicher sagen kann, ist, dass die ganzheitliche Medizin mittlerweile hoffähig geworden ist. Es gibt viele wissenschaftliche Bereiche und Fachzeitschriften, die den ganzheitlichen Ansatz vertreten und über die man auch Forschungsgelder akquirieren kann. Trotzdem ist die Spaltung nach wie vor da: Es gibt in der Medizin eine Mehrzahl an Ärzten, die die klassische Schulmedizin vertritt, und eher eine Minderheit, die sich mit der Ganzheitsmedizin identifiziert. Gerade jetzt, in dieser Pandemie, habe ich den Eindruck, dass diese Spaltung noch einmal sehr viel deutlicher geworden ist. Die sogenannten Maßnahmen- und Impfgegner kommen, so mein Eindruck, häufig aus dem ganzheitlichen Bereich. Die klassischen Schulmediziner denken hingegen vielfach, dass alles richtig ist, was gerade passiert. Corona deckt auf. Auch diese Spaltung. Die COVID-19-Krise zeigt, wie erfolglos eine Medizin ist, die nicht den Menschen, sondern ein Virus in den Mittelpunkt rückt und rein in der künstlichen Infektion, also der Impfung das Heil sieht und nicht auf die natürliche Infektion vertraut. Ich bin überzeugt, dass sich, wenn wir COVID hinter uns haben, immer mehr Menschen dem ganzheitlichen Ansatz zuwenden werden, was die Schulmedizin und auch die Pharmaindustrie nicht freuen wird.

SW: *Wie kann man diese Spaltung überwinden?*

CS: Ich glaube, sie ist nicht überwindbar. Weil es sich hier um eine Gegenkultur handelt. Und in diesem Spaltungsphänomen hat sie noch einmal an Deutlichkeit gewonnen. Die Frage ist, ob diese Gegenkultur weiter bestehen bleiben und sich entwickeln darf. Denn es wird nicht möglich sein, eine Brücke zu schlagen. Es gibt nur ein Nebeneinanderher, eine Koexistenz oder irgendjemand wird aussterben.

SW: *Sie kritisieren, dass sich die Medizin immer noch rein auf den Körper konzentriert.*

CS: Wenn Medizin und Forschung endlich auch die Psyche und das Psychosoziale mitberücksichtigen würden, auch methodisch, dann würde es eine Revolution in der Medizin geben und man könnte bald viele aktuelle medizinische Lehrbücher in den Müll werfen.

SW: *Wie sehen Sie die Chancen für diese Revolution?*

CS: Ich weiß nicht, ob ich das noch erleben werde. Momentan ist es so, dass man um seinen Arbeitsplatz fürchten muss, wenn man eine vom vorherrschenden COVID-Narrativ abweichende Meinung hat. Mir macht meine Arbeit aber so oder so viel Freude. Wie andere zu meiner Meinung stehen, ist mir egal. Wenn mir jemand deshalb berufliche Schwierigkeiten machen will, dann soll er das tun. Glauben Sie, dass ich in einem System arbeiten und leben will, das nicht will, dass ich in diesem System arbeite und lebe? Nein. Für mich hat meine Arbeit auch etwas mit Psychohygiene zu tun. Ich muss auf meine Berufs- und Lebensqualität schauen. Wir reden ja immer von Hygiene, Biohygiene, waschen uns die Hände, damit wir nicht infiziert werden. Ich möchte nicht in einem Umfeld arbeiten, das für mich psychisch schädlich ist, mich mit schlechten Gedanken und Gefühlen infizieren will.

SW: *Was kann man denn auf psychischer Ebene tun, um immunfit zu sein?*

CS: Was man auf jeden Fall tun kann, ist, aus der Angst herauszukommen. Raus aus der Angst kommt man, indem man sich beispielsweise gut und angemessen informiert. Das kann auch bedeuten, sich von gewissen Medien zu distanzieren, die einem tagtäglich das Drama von COVID-19 um die Ohren hauen.

SW: *Was heißt für Sie, sich »angemessen« zu informieren?*

CS: Da gibt es so viele Informationen in den alternativen Internetmedien, die uns von den Print-Leitmedien vorenthalten werden. Wir können zum Beispiel COVID-19 behandeln, es gibt Medikamente. Aber diese Information lese ich nirgends. Viel Wissen wird schlichtweg unterdrückt.

SW: *Warum?*

CS: Weil es gerade wichtig ist, dass alle geimpft werden. Die gesamte Weltbevölkerung. Noch nie in der Medizingeschichte wurde so viel Geld verdient wie derzeit mit den Impfungen und den ganzen Tests. Wir erleben im Moment einen Goldrausch der Medizin. Impfen aber, so heißt es, ist der einzige Weg aus dieser Pandemie. Denn die Impfung bringe Herdenimmunität. Das stimmt nicht. Die Immunität, die durch die derzeitigen Impfstoffe erzielt wird, ist eine klinische, keine sterile. Man lässt sich impfen, weil man dann vor einer schweren COVID-19-Erkrankung besser geschützt ist. Ich mag das Virus zwar noch weitertragen, aber wir können die Krankheit abmildern, wenn wir sie bekommen. Wir können also trotz der Impfung andere infizieren. Diejenigen, die sich nicht impfen lassen, die sind so gesehen ja keine Gefahr für die Geimpften. Von daher verstehe ich die Aufregung nicht. Es ist die Selbstverantwortung der Nicht-Geimpften, um die es hier geht. Aber offensichtlich gefällt vielen diese Selbst- oder auch Eigenverantwortung nicht. Ich glaube, das ist das Hauptproblem, in dem wir uns gerade befinden.

SW: *Und doch geht es aber auch um die Belastung des Gesundheitssystems: Für viele Menschen stellt die Corona-Infektion durchaus eine Gefahr dar, Menschen starben daran, andere lagen oft viele Wochen auf der Intensivstation.*

CS: Wir müssen davon ausgehen, dass ein sehr kleiner Prozentsatz der Bevölkerung wirklich gefährdet ist. Das sind alte Menschen und vorgeschädigte Menschen, die in vielen Fällen schon lange einem Lebensstil huldigten, der sie krank gemacht hat. Anders gesagt: Es sind Menschen, die an einer sogenannten Zivilisationskrankheit leiden. Und aus den Zahlen der vergangenen 16 Monate wissen wir, wer wirklich geschützt werden muss. Bitte nicht falsch verstehen, ich sage sehr wohl: Wir müssen diese Menschen schützen! Aber sie müssen auch etwas dazu beitragen.

SW: *Wie meinen Sie das?*

CS: Viele Menschen haben sich ihr Leben lang nicht unbedingt selbstverantwortlich darum gekümmert, gesund zu bleiben. Jetzt aber müssen wir alle solidarisch sein, selbst die Kinder müssen jetzt Verantwortung zeigen für die Erwachsenen, die – überspitzt gesagt, Schindluder getrieben haben mit ihrer Gesundheit: die geraucht haben, die getrunken haben, die an chronischen Beziehungsproblemen leiden, vereinsamt sind. Viele alte Menschen in Alters- und Pflegeheimen dürften aufgrund ihrer sozialen Isolation und Vereinsamung psychisch krank sein, was sie ebenfalls anfälliger macht, an COVID-19 zu erkranken und zu versterben. Ich weiß, das klingt hart, was ich hier sage. Aber ich bin ein Kämpfer für die Kinder. Und diese dürfen nicht missbraucht werden für eine Gesellschaft, die in den vergangenen Jahrzehnten nicht gut mit sich und der Umwelt umgegangen ist. Die Kinder sollen leben und sich entwickeln dürfen.

SW: *Sie sprechen von den besonders schützenswerten Gruppen. Aber was ist mit den vielen topfitten, jungen Menschen, die auch schwer vom Corona-Virus getroffen werden?*

CS: Natürlich gibt es immer auch Ausnahmen, doch in diesen Fällen würde ich mir gerne das Unsichtbare hinter dem Sichtbaren anschauen. Ich habe schon oft erlebt, dass Menschen, die gesund aussehen und in sogenannten gesunden Verhältnissen leben, ziemlich krank sind. Ein Sportler, der ständig trainiert, der kann mit seinem Training auch vor etwas davonlaufen. Es kann eine Kompensation für schwere Probleme sein, die man nicht sieht: Beziehungskonflikte, Arbeitsprobleme, Ängste. Die Flucht in den Sport gibt ihm das Gefühl, stark zu sein. Aber er fühlt sich eigentlich gar nicht so toll. In Wirklichkeit quält ihn sein Selbstwertkonflikt, der ihm gar nicht mal bewusst sein muss. Diese unsichtbaren Bereiche sind es, die ich mir in solchen Fällen gerne ansehen würde. Ich gehe davon aus, dass diese psychisch gestressten und immunologisch geschwächten Menschen schwer an einer Virusinfektion erkranken können, beispielsweise an COVID-19 – die Infektionskrankheit wird dann ein Stück weit zum sichtbaren Ausdruck dieser unsichtbaren Probleme.

SW: *Was ist mit Long-COVID? Experten schließen nicht aus, dass die Langzeitschäden das Potenzial für eine neue Volkskrankheit haben.*

CS: Auch hier plädiere ich dafür, endlich Psyche und Immunsystem zusammenzubringen. Wie ist das möglich, dass jemand, obwohl er die Infektion überstanden hat, noch längerfristige Probleme hat? Der Schulmediziner spaltet Seele, Geist und Immunsystem auf, er wird verzweifelt nach dem Virus im Körper suchen. Der Psychoneuroimmunologe nimmt das Psychische mit dazu, schaut sich die Traumatisierungen der COVID-19-Erkrankten an. Jemand mit COVID-19 kommt in Isolation, der Kontakt mit anderen Menschen wird nicht nur verboten, sondern auch gefährlich; im Grunde stehen sie diese Krankheit alleine durch, sie spüren, dass sie lebensbedrohlich sein könnte. Diese Menschen erleben eine tiefe Angst in dieser Situation, gleichzeitig fliegen ihnen die Todeszahlen um die Ohren: Sie geraten in ein Trauma. Die müssen gar nicht schwer an COVID-19 erkrankt sein, es reicht mittlerweile, diese Erkrankung zu kriegen. Es ist ein Stigma. Es ist ein ähnliches Stigma wie bei Krebs. Krebs zu haben ist so aufgeheizt, so stigmatisiert als Todeskrankheit, dass selbst kleinere Krebserkrankungen zu einem riesigen Angstpanikthema gemacht werden. Viele Krebspatienten sterben auch daran.

SW: *Sie sagen, man kann an Angst sterben?*

CS: Eine kürzlich veröffentlichte Studie belegt, dass beispielsweise Adipositas ein Risikofaktor für einen schweren COVID-19-Verlauf ist: Bei Adipösen kommt es bei COVID-19 vermehrt zu Krankenhauseinweisungen, Intensivbehandlungen und auch Tod. Der zweitstärkste Risikofaktor in dieser Studie war Angst. Die Autoren der Studie fragen sich, ob die Angsterkrankung, die bereits vor der COVID-19-Erkrankung existierte, oder die Angst, die während der COVID-19-Erkrankung auftrat, so gefährlich für diese Patienten war. Angst und Panik können wesentliche Bereiche des Immunsystems zum Erliegen bringen. Wenn sie krank sind, wird das Entzündungssystem durch Stress und Angst dermaßen angeheizt, dass der Patient erst recht in schwerste organische Schäden hineingerät.

Wir müssen also einmal mehr raus aus der Angst – so wie Sie schon angemerkt haben. Raus aus der Angst und rein in Informationen, die nicht mit Angst und Panik in Verbindung stehen. Das wäre sehr wichtig. Des weiteren würde ich dafür plädieren, das Gefühl von mehr Selbstwirksamkeit zu erleben.

SW: *Das wäre der Glaube daran, dass wir Dinge im Kleinen beeinflussen können, auch wenn manches unveränderbar ist?*

CS: Ja. Wenn ich besser verstehe, wie die Welt gerade funktioniert, dann gewinne ich wieder Kontrolle über die Dinge. Ich spüre mich dann stärker in der Selbstwirksamkeit und schaffe mehr Handlungsspielräume. Wenn ich nur abhängig von dem bin, was andere sagen, dann begebe ich mich in eine Art Ohnmacht und Abhängigkeit hinein.

SW: *Angst scheint der Begriff zu sein, der diese Pandemie überschreibt.*

CS: Stimmt. Angst ist das Wort in dieser Pandemie. Es ist aber auch das Wort, das die Schulmedizin charakterisiert. Es ist das Wort unserer Kultur. Es ist das, mit dem heute sehr viel Geld gemacht wird: *Angst sells.*

SW: *Mit was für einer Pandemie haben wir es zu tun?*

CS: Ich weiß es nicht. Im schlimmsten Fall ist es auf lange Sicht ein Versuch, die Menschen in eine neue Form des Lebens zu bringen, in eine kontrolliertere Form. In diesem Fall hätten wir berechtigterweise Angst. Es war interessant, zu beobachten, wie die Proteste in London die Politik von BORIS JOHNSON gekippt haben. Seit Mitte Juli gibt es dort keine Corona-Regeln mehr. Und das nicht nur, weil mittlerweile so viele Menschen dort geimpft sind und man es sich quasi leisten kann. Ich denke doch, dass das auch etwas damit zu tun hat, dass England aus der EU ausgetreten ist. Auch Schweden ist einen anderen Weg gegangen. Schweden ist zwar EU, aber nicht europäischer Wirtschaftsraum. In einem von Deutschland dominierten Europa haben wir härtere Bandagen zu befürchten als in anderen Ländern.

SW: *Welches Land hat die Corona-Krise bislang gut gemeistert?*

CS: Schweden. Der dortige Chef-Epidemiologe ANDERS TEGNELL müsste den Nobelpreis für Medizin erhalten (schwedischer Arzt, seit 2013 Staatsepidemiologe der schwedischen Behörde für öffentliche Gesundheit) Es gibt weltweit keinen anderen, der sich so ganzheitlich-medizinisch, menschenfreundlich und naturschützend verhalten hat wie dieser Mediziner. Er wäre ein Symbol für die neue Medizin, auch wenn er selbst Schulmediziner ist. Er hat intuitiv einen Weg gewählt, der Menschen schützt und nicht drangsaliert und tyrannisiert. Schweden ist diesen Weg weitergegangen, auch wenn die internationale Politik oftmals hineinfunken wollte. Schweden ist für mich ein Leuchtturm.

SW: *Es ist noch ein schwieriger Weg vor uns?*

CS: Ja. Weil wir gerade von Angst gesprochen haben: Ich habe Angst vor dem Herbst. Im Herbst kommt das Virus wieder. Und wir wissen nicht, wie Geimpfte auf die Viren reagieren werden.

SW: *Wie meinen Sie das?*

CS: Wir wissen ja nicht, wie im Alltag, in der natürlichen Umgebung ein geimpfter Mensch auf das SARS-COV-2-Virus reagiert, wenn er damit das erste Mal in Berührung kommt. Das ist unbekannt. Das wurde vorab noch nicht untersucht. Ich hoffe, dass diese Menschen auch wirklich geschützt sind.

SW: *Aber es ist doch klar, dass die geschützt sind ...*

CS: ... ja, mal sehen.

SW: *Sie sind da skeptisch. Warum?*

CS: Weil wir es hier mit einer neuen Impftechnologie zu tun haben, deren Langzeitfolgen man nicht kennt. Es gibt Impfnebenwirkungen, die erst dann auftreten, wenn Geimpfte mit dem Virus, gegen das sie geimpft wurden, erstmals konfrontiert werden. Das kann diesen Herbst sein oder später. Diese langfristigen Impfnebenwirkungen können zu sehr schweren Komplikationen führen. Wollen wir hoffen, dass dem nicht so ist.

TEIL 3 | DIE UNVERHÄLTNISMÄSSIGKEIT DER COVID-19-MASSNAHMEN

MEDIZIN-PROFESSOR ÜBER KONTAKTSPERREN:
»EIN BRUTALES SOZIALEXPERIMENT MIT UNBEKANNTEM AUSGANG«

BUSINESS INSIDER, 05. 04. 2020
Interview: ULRIKE BARTHOLOMÄUS

CHRISTIAN SCHUBERT, Professor an der Medizinischen Universität Innsbruck, erforscht die Zusammenhänge zwischen Psyche, Gehirn und Immunsystem.

BUSINESS INSIDER (BI): *Viele Millionen Menschen sind derzeit mit Kontaktverboten oder einer Ausgangssperre konfrontiert. Was macht das mit uns?*

CHRISTIAN SCHUBERT (CS): Es gibt eine ganze Bandbreite an Reaktionen, je nach familiärer und beruflicher Situation des Einzelnen. Menschen geraten auf der einen Seite in soziale Isolation. Auf der anderen Seite steigt in vielen Familien das Gefühl der Enge. Man kommt aus dem erzwungenen Zusammenseinmüssen nicht mehr heraus. Es gibt Menschen, die durch die Kontaktverbote sehr geschädigt werden, jedoch auch welche, die gut damit zurechtkommen. Etwa Menschen wie ich, die von ihrem Stress herunterfahren und sich freuen, dass sie ihre Familie jetzt öfter sehen. Meine Frau hingegen sagt, dass sie die soziale Isolation katastrophal findet und dadurch zunehmend deprimiert wird.

BI: *In Innsbruck gibt es viel stärkere Beschränkungen als in Deutschland.*

CS: Wir hier in Tirol haben derzeit massive Einschränkungen, wir dürfen nicht mehr raus, außer auf einen kurzen Spaziergang. Gehen wir dabei über die Grenze der Wohngemeinde hinaus, wird das als Freizeitaktivität gewertet und steht unter Strafe. Am vergangenen Sonntag hatten wir hier über 400 Anzeigen der Polizei gegenüber jenen, die dem nicht gefolgt sind.

BI: *Die Menschen halten die Einschränkungen nicht aus?*

CS: Ich denke:»Ja.« Es gab bei Repressalien durch den Staat schon immer welche, die sich widersetzten.

BI: *Wie reagieren wir auf den Dauerstress, die Isolation?*

CS: Die einen empfinden Wut und Aggression, wenn sie zu dicht aufeinander hocken. Die isolierten Menschen geraten ebenfalls in eine starke psychische Belastung. Wenn die Ausgangssperren dann aufhören, wird die antivirale Immunaktivität vieler Menschen durch den in der Isolation erlebten Stress so stark runtergefahren sein, dass sie die sogenannte zweite Corona-Welle voll erwischt.

BI: *Wie schnell fährt das Immunsystem beim Dauerstress runter?*

CS: Es gibt eine Sofortreaktion des Immunsystems bei akutem Stress. Dabei steigt die zelluläre Immunaktivität zuerst an und hilft uns beispielsweise, Viren abzuwehren. Bei anhaltendem Stress nimmt die zelluläre Immunaktivität dann aber langsam ab. Man sieht die Freunde nicht mehr, der Kontakt zu den Nachbarn wird weniger, die sozialen Belastungen nehmen zu. Der Pegel an Stresshormonen, zum Beispiel dem Cortisol, steigt über Wochen an. Je mehr stressbedingtes Cortisol im Körper ist, desto schlechter die zelluläre Immunreaktion.

BI: *Kann sich das Immunsystem denn kurzfristig regenerieren?*

CS: Gesundheitsbewusstes Verhalten vermag das Immunsystem in der Zeit der Ausgangssperre anzukurbeln. Wir können besser auf unsere Ernährung achten, können Achtsamkeit üben, uns entspannen. Bewegung ist in gesundem Ausmaß, also in mittlerer Intensität, auch immunstärkend. Soziales Miteinander – wenn derzeit auch nicht unmittelbar face-to-face, aber über unsere digitalen Medien – beeinflusst ebenfalls das Immunsystem positiv. Es ist wichtig, in Kontakt zu bleiben und sich nicht abzuschotten.

BI: *Da reagieren ja die Menschen sehr unterschiedlich. Einige sind ganz präsent, rufen häufig an, um sich auszutauschen. Andere sind wie in einem Loch verschwunden.*

CS: Das zeigt erneut die Vielfältigkeit menschlicher Reaktionen und dass man nicht alle über einen Kamm scheren kann. Die einen versuchen, in Kontakt zu bleiben und schützen damit ihre Gesundheit. Andere sind diesbezüglich gehemmter. Die Bevölkerung ist einem unfreiwilligen Stresstest ausgeliefert und es könnte sich zeigen, dass verletzliche Menschen, die ohnehin Schwierigkeiten haben, soziale Kontakte aufrechtzuerhalten oder Selbstwertprobleme haben, in so einer Situation psychisch und körperlich dekompensieren.

BI: *Aber Menschen können doch einfach über digitale Medien in Kontakt treten.*

CS: Das funktioniert für einige, aber nicht für alle. Einige erleben die digitalen Medien wie Facetime als trennende Wand zwischen sich und ihrem Gegenüber. Sie erleben es als negativ, weil sie den anderen eben nicht persönlich treffen und keine Nähe spüren. Sie bedrückt es, weil ihnen die Unmittelbarkeit der Beziehung fehlt.

Andere finden Facetime total cool. Wie auch immer, wir müssen davon ausgehen, dass wir es mit einer psychoneuroimmunologisch höchst gefährlichen Situation zu tun haben, weil soziale Beziehungen unser Lebenselixier sind.

BI: *Sie behandeln unter anderen traumatisierte Menschen. Wie gehen solche Menschen mit der Situation des Eingesperrtseins um?*

CS: Besonders die Älteren, die den Krieg im Luftschutzkeller noch erlebt haben, könnten durch die aktuellen Ausgangsbeschränkungen retraumatisiert werden, aber auch alle anderen durchlaufen starke psychische Belastungen. Sie müssen jetzt drinnen bleiben, erleben eine starke Verunsicherung, haben Angst. Auch die vielen schlechten Nachrichten rund um die Uhr können negativ wirken.

BI: *Ältere Menschen, die den Zweiten Weltkrieg erlebt haben, wie zum Beispiel meine 83-jährige Mutter, sagen, sie fühlten sich heute wie 1945, als ihre Familie nicht wusste, wie es weiter gehen soll. Was können wir tun, damit die Älteren nicht in Hoffnungslosigkeit verfallen?*

CS: Diese Generation erlebt, dass ihre Kinder, die Anfang, Mitte fünfzig sind, in Kurzarbeit sind und möglicherweise in Existenznot geraten. Die Eltern, die alles aufgebaut haben, damit es ihren Kindern einmal besser geht, stehen wieder vor den Trümmern ihres Lebenstraums. Es wird viel psychotherapeutische Arbeit brauchen, um all diesen Menschen zu helfen, nicht zu verzweifeln.

BI: *Wie lässt sich die Gefahr einer psychischen Traumatisierung durch Covid-19 verringern?*

CS: Eine Möglichkeit, sich psychisch zu schützen, ist, den Medienkonsum zu begrenzen, wo wir Schreckensnachrichten hören und belastende Bilder sehen. Nach dem 11. September ergab eine Studie mit mehr als 2.000 Personen in den ganzen USA, dass über vier Prozent dieser Stichprobe eine posttraumatische Belastungsstörung entwickelten. Je länger jemand vor dem Fernseher gesessen hat, desto größer das Risiko. Wenn ich jetzt an die Fernsehbilder der Leichenwagen aus Italien oder New York denke, sind das auch traumatisierende Bilder. Auch hier gibt es individuelle Unterschiede. Einige können schlecht schlafen oder es bedrückt sie. Andere sehen es viel gelassener.

BI: *Sie halten die politischen Maßnahmen, um das Virus einzudämmen, für unverhältnismäßig. Was ist Ihr Argument?*

CS: Die Kontakt- und Ausgangssperren wurden in einem allgemein gültigem Maße verhängt, ohne die sozialen, emotionalen und psychischen Auswirkungen zu überdenken. Es stand gar nicht zur Debatte, diese gesondert zu berücksichtigen. Jetzt schon haben sich die Einsätze der Polizei wegen häuslicher Gewalt zum Teil wie etwa in Essen verdoppelt. Wir wollen eine Familie vor dem Virus schützen und sperren gleichzeitig Menschen mit ihrer Angst, Anspannung und ungebremsten Aggression zusammen zu Hause ein. Man denke beispielsweise an jemanden, der gerade sein Geschäft und die gesamte Existenz den Bach runtergehen sieht. Gestern haben wir uns noch mit der Me-too-Debatte beschäftigt, heute setzen wir alle Erkenntnisse von sexueller und körperlicher Gewalt außer Kraft. Wohin sollen Menschen denn flüchten, wenn alle Geschäfte, Cafés und Hotels geschlossen sind und sie nicht zu Freunden dürfen?

BI: *Das heißt, Experten haben nur darauf geschaut, was das Virus macht und akut gehandelt, aber den Kollateralschaden nicht mit einkalkuliert?*

CS: Die Virologen tun ihr Bestes, um das Virus einzudämmen und uns vor einer Infektion zu schützen. Aber was nützt es uns, wenn wir in ein paar Wochen Millionen Menschen haben, deren Existenz ruiniert ist und die ihre Rechnungen nicht mehr bezahlen können? Wir wissen, dass Armut und Arbeitslosigkeit die Ursachen für viele chronische Erkrankungen sind. Wir haben dann Corona vermieden, erleiden aber beispielsweise infolge von einem wochenlang in die Höhe geschossenen Blutdruck einen Schlaganfall oder verfallen aufgrund von Einsamkeit oder, umgekehrt, der familiären Enge in eine Depression, Angststörung oder Suchterkrankung, die uns erst einmal arbeitsunfähig macht. Außerdem werden wir tausende Gewaltopfer haben, darunter viele Kinder, die psychische und körperliche Gewalt in der Familie erleben müssen. Es ist ein Fakt, dass das Risiko für psychisch Traumatisierte, an einer Entzündungserkrankung zu versterben, doppelt so hoch sein kann wie für Nicht-Traumatisierte. Das kann uns doch nicht gleichgültig sein.

BI: *Wie erklären sie sich dieses Handeln der Politik?*

CS: In unserer Gesellschaft geht es vor allem um Leistung, um Stärke. Die Politik spricht von Leistungsträgern und behandelt die Menschen derzeit wie Maschinen, die man kurzfristig runterfahren kann. Eine Maschine kann ich abstellen, dann später wieder anstellen, ohne dass etwas passiert. Der Mensch ist aber keine Maschine, sondern ein soziales Wesen und es müssten daher Psyche und soziale Beziehungen vielmehr mitbedacht werden. In der vorherrschenden (Bio-)Medizin gibt es auch eine starke Trennung von Psyche und Körper. Behandelt wird nicht der ganze Mensch, sondern ein erkrankter Körper, ein kaputtes Herz, ein kaputter Rücken; ein Organ wird repariert, vielleicht mit einer Operation. Der Zusammenhang zwischen Psyche und Körper wird in der Medizin nur von einer Minderheit gesehen.

Das weit verbreitete dualistische Denken spiegelt sich auch in der jetzigen Situation wider. Wieder geht es nur darum, ob ein Körper sich ansteckt, nicht, was die Maßnahmen, die ergriffen wurden, mit den Menschen in ihrer Gesamtheit machen, wie es ihnen damit geht.

BI: *Operation gelungen, Patient tot?*

CS: Es gibt viele Hinweise, dass die Repressalien, die Ausgangssperren, die Weisungen, das Haus nicht mehr zu verlassen, die Freunde nicht mehr zu treffen, die massenhafte Arbeitslosigkeit und Kurzarbeit sowie die auftretende häusliche Gewalt Menschen in einem Ausmaß dauerhaft krank machen können, das wir überhaupt noch nicht ermessen können. Was wir derzeit erleben, ist ein brutales Sozialexperiment mit unbekanntem Ausgang.

DAS VIRUS INFIZIERT AUCH
UNSERE PSYCHE

KLEINE ZEITUNG, 11. 07. 2020

Interview: SONJA KRAUSE

CHRISTIAN SCHUBERT forscht zum Zusammenspiel von Psyche und Immunsystem und zieht eine düstere Corona-Bilanz: Wie Shut- und Lockdown das Immunsystem schwächten und warum die Maschinenmedizin ein Irrweg ist.

KLEINE ZEITUNG (KZ): *Als Psychoneuroimmunologe beschäftigen Sie sich damit, wie Psyche, Gehirn und Immunsystem sich beeinflussen. Was hat diese Pandemie aus dieser Perspektive mit uns gemacht?*

CHRISTIAN SCHUBERT (CS): Einerseits gibt es Menschen, für die diese Zeit entlastend war: Das Hamsterrad war für kurze Zeit angehalten. Jene, die keine Sorge um ihre Existenz haben mussten, haben auch gesundheitlich profitiert – denn aus der Psychoneuroimmunologie wissen wir, dass Entspannen, Entschleunigen positive Immuntrigger sind. Andererseits gibt es aber auch ein Drama.

KZ: *Wie sieht dieses aus?*

CS: Das Drama dürfte besonders hinter Türen kleiner Wohnungen stattgefunden haben: wo Menschen um ihre Jobs bangen, zu viele Menschen auf zu wenigem Raum leben, wo Gewalt und Aggressionen stattfinden. Das ist ein soziales Drama – die Schere zwischen Arm und Reich verdeutlicht sich wieder. Diese Erlebnisse sind psychoneuroimmunologisch verheerend. Studien haben klar gezeigt, dass Einsamkeit, Gewalt und Traumatisierungen enorme Spuren hinterlassen.

KZ: *Woran werden sich diese Spuren zeigen?*

CS: In der COVID-19-Krise erwischt es vor allem Vorerkrankte – körperlich Vorerkrankte, die durch das Virus auf der Intensivstation landen können. Es gibt aber auch psychisch Vorerkrankte: Menschen, die schon seit längerer Zeit depressiv, ängstlich oder traumatisiert sind, können dem Stresstest Corona nicht standhalten und brechen zusammen. Das wiederum ist mit einer deutlichen Verminderung des Immunschutzes verbunden.

KZ: *Wie genau passiert das?*

CS: Um mit Infektionen fertig zu werden, brauchen wir bestimmte immunologische »Waffen«, wie natürliche Killerzellen oder T-Lymphozyten – genau diese Immunfaktoren sind bei psychischen Erkrankungen in ihrer Aktivität verringert. Dadurch sind diese Menschen von Haus aus anfälliger für eine Infektion. Der Lockdown und der verbundene Stress können die Immunsuppression nun nochmals steigern und erst recht die Infektionsanfälligkeit erhöhen.

KZ: *Können diese Negativfolgen für Psyche und Körper jeden treffen?*

CS: Ich habe keine Sorge, dass Shut- und Lockdown psychisch gesunde Menschen aus den Angeln heben. Aber es gibt sehr viele Menschen, die chronisch gestresst sind, Depressionen und Angsterkrankungen haben. Wenn man diese Menschen in eine Situation bringt, in der sie auf Hilfsmittel wie Bewegung in der Natur oder Beziehungen zu anderen Menschen verzichten müssen, haben sie ein erhöhtes Risiko, verhaltensauffällig zu werden – sie ernähren sich schlechter, rauchen mehr, trinken mehr Alkohol. Auch durch den sprachlichen Umgang mit der Pandemie kam es zu Traumatisierungen: dadurch, wie in den Medien berichtet und wie von bestimmten Virologen und Politikern Angst geschürt wurde – ich nenne diese Mediziner, Politiker und Medienleute in der COVID-19-Krise das *Trio infernale* – ihnen muss bewusst werden, was sie mit ihren Äußerungen und Handlungen anrichten können, nämlich Teile der Bevölkerung psychisch und damit auch körperlich schwer belasten.

KZ: *Gab es eine Alternative in der Pandemie?*

CS: Das Virus ist durch die Bilder, die Totenzahlen zum Symbol geworden – es infiziert uns nicht nur körperlich, sondern auch mit Angst und Schrecken. Das sieht die Maschinenmedizin nicht, sie dividiert Seele und Körper auseinander – das ist Unsinn. Und: Es gibt zwei Mitspieler: das Virus und den Wirt, den Menschen. Aber darauf, wie es dem Wirt geht – psychisch, sozial, immunologisch – wurde kaum geschaut! Schweden hat einen anderen Weg vorgezeigt und sich auf die Selbstverantwortlichkeit der Menschen verlassen.

KZ: *Doch wie weit ist es her mit der Selbstverantwortlichkeit des Menschen, wenn man sich das Verhalten auf Party-Meilen in Österreich anschaut, sobald die Maßnahmen gelockert wurden?*

CS: In Österreich wurden Menschen wie Maschinen behandelt, die Selbstverantwortung wurde ihnen abgesprochen. In dieser Passivität existiert der Patient in der Maschinenmedizin schon immer. Unser Medizinsystem geht von Reparatur aus, wartet ab, bis der Mensch krank wird. Die Alternative dazu, die Salutogenese, bedeutet, dass man Vorsorge betreibt und Menschen im gesundheitsförderlichen Verhalten unterstützt. Von Menschen, die im Gesundheitsverhalten nicht geschult sind, kann man nicht erwarten, dass sie plötzlich selbstverantwortlich sind. Daher kann ich auch verstehen, warum die Politik den Menschen die Selbstverantwortung nicht zutraute: Es gibt so viele, die sich selbst und andere schädigen. Erwachsenen, die im Auto rauchen, während Kinder auf der Rückbank sitzen, traue ich nicht zu, dass sie in solch einer Krise selbst- und fremdverantwortlich handeln.

KZ: *Sie sind schon lange ein Kritiker dieser Maschinenmedizin – was muss sich ändern?*

CS: Wir brauchen eine Vorsorgemedizin, die ganzheitlich ausgerichtet ist. Dazu müssen wir Menschen sehr früh abholen, eigentlich schon vor ihrer Zeugung. So dass Eltern ihrem Kind einen Lebensweg vorgeben können, der in Richtung Gesundheit geht.

KZ: *Was kann auf psychischer Ebene getan werden, um immunfit zu sein?*

CS: Soziale Beziehungen sind unser Immunbooster schlechthin. Zum Beispiel ist es wichtig, auf soziale Diversität zu achten – ein weites Netzwerk an Beziehungen zu haben, zu Menschen, die verschiedenen Gruppen angehören. Es wurde in Studien erwiesen: Soziale Diversität, Integration und Unterstützung stärken das Immunsystem und verringern das Infektionsrisiko. Langfristig müssen wir auf ein Miteinander mit Viren aus sein – indem wir uns sozial und damit auch immunologisch stärken.

DAS IMMUNSYSTEM BRAUCHT MEHR
ALS QUARANTÄNE

WELT DER FRAUEN, 07. 08. 2020
ALEXANDRA WIMMER

DIE WOCHEN DES LOCKDOWNS LIEGEN HINTER UNS, dennoch machen sich Unsicherheit, Ängste und eine neue Einsamkeit breit. Ein gefährlicher Mix, warnt CHRISTIAN SCHUBERT. Der Mediziner weiß, wie Seele und Immunsystem zusammenspielen. Was kann man tun, um sich wohler zu fühlen?

»Wir befinden uns in einer paradoxen Situation«, betont Universitätsprofessor CHRISTIAN SCHUBERT. Der Psychoneuroimmunologe beschäftigt sich an der Innsbrucker Universitätsklinik für Medizinische Psychologie mit dem Wechselspiel von Psyche, Gehirn und Immunsystem. Das, was wir in den vergangenen Wochen und Monaten unterlassen mussten, ist exakt das, was uns guttut und unser Immunsystem gesund hält: soziale Kontakte zu Familie und FreundInnen, Geselligkeit, menschliche Nähe und Berührungen.»Die Auswirkungen der dramatischen Ausgangsbeschränkungen werden wir noch viele Jahre spüren«, befürchtet der Experte.

Stress durch Ängste und Einsamkeit

MENSCHEN, DIE ALLEIN LEBEN, mussten oftmals ganz auf soziale Kontakte und Alltagsberührungen wie Händeschütteln und Umarmungen verzichten. Die Isolation nagt weiterhin an alten Menschen – insbesondere jenen in Altenheimen –, die vielfach ohne Nähe zu ihren lieben Angehörigen auskommen müssen.

»Andere Menschen mussten ihren Frust, ihre Existenzängste, ihre Depression, ihre Aggression und Traumatisierung innerhalb der vier Wände austragen«, nennt der Mediziner ein weiteres Problem. ExpertInnen warnten schon zu Beginn des Lockdowns vor einem Anstieg häuslicher Gewalt. SCHUBERT befürchtet »desaströse Situationen« nicht nur für Frauen, sondern vor allem für Kinder. »Ich rede von körperlichem, emotionalem und sexuellem Missbrauch«, betont er. »Traumatisierte Kinder sind gefährdet, an langfristigen Immunstörungen zu leiden, weil ein sich entwickelndes Immunsystem äußerst sensibel auf belastende, kalte und missbräuchliche Lebensumstände reagiert.«

Ganzheitlicher Blick

DASS DER LOCKDOWN FRAUEN und Kindern besonders zu schaffen machte, bestätigten zuletzt mehrere Untersuchungen: Analysen der Universität Wien im Monat März ergaben, dass Frauen deutlich unzufriedener mit ihrer Lebenssituation als Männer waren; vor der Krise war es genau umgekehrt. Eine Onlineumfrage der Kinderfreunde zeigt, dass Kinder und Jugendliche die Isolation als sehr belastend erlebten. Nicht einmal der Hälfte der Befragten ging es »eh gut«.

Was der Arzt außerdem kritisiert: Die Fokussierung auf das »böse Virus«, das es um jeden Preis in den Griff zu bekommen gilt, sei eine einseitige Sicht auf die Pandemie. Sie wird den ganzheitlichen Bedürfnissen von uns Menschen nicht gerecht. Die Folgen sind Einsamkeit, Angst und chronischer Stress, alles Faktoren, die die Immunabwehr schwächen. »Man vergisst, dass die Rechnung nicht ohne den Wirt – die Menschen und ihr Immunsystem – gemacht wird«, betont SCHUBERT.

Statt präventiv die Abwehrkräfte zu stärken, ist der Lebensstil vieler ohnehin geprägt von Stress und (Zeit-)Druck. Nicht nur alte und chronisch kranke Menschen, auch chronisch Gestresste haben eine reduzierte Immunabwehr. »Es fehlt dann vor allem genau an jenen Immunfaktoren, wie beispielsweise bestimmten weißen Blutkörperchen, den Typ-1-T-Helferzellen, die uns bei einer viralen Infektion schützen«, warnt der Arzt.

Indem wir den Blick auf das Gute in unserem Leben richten, »positiv durch die Krise« gehen, stärken wir das Gefühl der Selbstwirksamkeit und unserer Abwehrkräfte. »Bei Menschen mit einer positiven Lebenseinstellung beobachtete man in Studien tatsächlich eine verbesserte Immunsituation sowie eine Verringerung von Entzündungsfaktoren«, sagt der Arzt und Psychologe.

Schätzen, was gut ist

GEFÜHLE DER DANKBARKEIT, DER FRÖHLICHKEIT und der Begeisterung fördern ebenfalls die Effizienz und Regulierung des Immunsystems. All das sind Gefühle, die »Welt der Frauen«-Leserinnen in dem Blog »Was ich gerade jetzt schätze« teilen.

HEMMA G. genießt die abendliche Fenstermusik. »Ich bin täglich sehr glücklich, dass meine zwanzigjährige Nachbarin immer um 18 Uhr das Fenster öffnet und hoch professionell jeweils drei Stücke mit der Querflöte spielt.«

MARION B.-B. nimmt sich Zeit für die Malerei. »Ich male seit der Corona-Krise täglich ein Bild in meinem Atelier. Ich schaue in den Spiegel, male ein Selbstporträt von mir mit einem Affen. Es gibt mir Kraft, Zuversicht, und es werden Seiten sichtbar, die ich sonst nicht sehen könnte.«

VLASTIMILA B. spaziert regelmäßig durch den Wald. »Am Bach sammle ich Kräuter. Dann koche ich Tee«, schreibt sie. »Ich schätze die Ruhe im Kreis der Familie und den Glauben.«

Glaube, Sonne und Wald

SPIRITUALITÄT – DER GLAUBE AN GOTT, die Kraft der Natur, die Liebe – erfüllt mit Sinn und stärkt erwiesenermaßen unsere Gesundheit. Dasselbe gilt für das Pflegen von Hobbys, ob man nun liest, sich mit Kunst beschäftigt, malt, häkelt, kocht oder gärtnert. »Wir wissen auch von der immunstärkenden Rolle von Achtsamkeitsmeditation«, ergänzt SCHUBERT. Es entspannt und hat damit auch klare positive Effekte auf das Immunsystem, sich ganz dem zu widmen, was man gerade tut.

Ein Spaziergang im Wald, Bewegung an der frischen Luft und im Sonnenlicht stärken ebenfalls die Abwehrkräfte. Sonnenlicht unterstützt den Körper bei der Produktion von Vitamin D, das immunschützend und immunstärkend wirkt.

Regeln für ein positives Miteinander

UM GUT DURCH DIE KRISE ZU KOMMEN, sollten wir es im Umgang mit anderen nicht bei den empfohlenen Maßnahmen belassen: Abstand halten, Masken tragen, die Hände desinfizieren. Wir sollten auch »psychosoziale Hygienemaßnahmen« beachten, unterstreicht SCHUBERT. »Wenn wir andere kränken oder verletzen, kann das immunsuppressiv wirken und die virale Empfänglichkeit erhöhen.« Indem wir mit anderen und uns selbst wertschätzend umgehen, tragen wir zu unser aller Gesundheit bei.

MEDIZIN-PROFESSOR:
SO BELASTET DIE CORONA-QUARANTÄNE KÖRPER UND GEIST

ALPENMAG, FRÜHJAHR 2020
TORSTEN FRICKE

INNSBRUCK (TIROL) – WAS ES BEI DEN AKTUELLEN Quarantäne-Maßnahmen aus psychoneuroimmunologischer Sicht zu beachten gilt, erklärt Prof. Dr. Dr. CHRISTIAN SCHUBERT von der Klinik für Medizinische Psychologie an der Medizinischen Universität Innsbruck. »Gerade jetzt brauchen Menschen ein starkes Immunsystem. So gesehen, können die derzeitigen Quarantäne-Maßnahmen auch kontraproduktiv sein, etwa, wenn Menschen dabei depressiv werden oder eine Angsterkrankung entwickeln und die antivirale Immunaktivität unterdrückt wird«, warnt der renommierte Arzt und Psychologe im Gespräch mit *ALPENmag* und sagt: »Es gilt jetzt dringend zu berücksichtigen, was schon LOUIS PASTEUR, der Begründer der medizinischen Mikrobiologie, auf seinem Sterbebett sagte: ›Die Mikrobe ist nichts, der Wirt ist alles.‹ Wir sind der potenzielle Wirt des neuen Corona-Virus und von unserer Konstitution hängt es ab, ob und wie gefährlich das Virus für unsere Gesundheit ist.«

Grundvoraussetzungen für ein starkes Immunsystem sind, so der Psychoneuroimmunologe, eine positive psychische Befindlichkeit und gute zwischenmenschliche Beziehungen (auch auf Distanz). »Der Mensch ist ein soziales Wesen. Einsamkeit und Ängste sorgen für negativen Stress, belasten das Immunsystem und fördern die Anfälligkeit gegenüber Atemwegsinfekten – das ist empirisch klar bewiesen.«

»Es birgt also durchaus auch Gefahren in sich, wenn die Restriktionen zur Bekämpfung des neuen Corona-Virus zu extrem sind«, erklärt der Professor mit Blick auf Tirol, wo mittlerweile sogar Bergwanderungen und Skitouren verboten sind und die eigene Gemeinde nicht mehr verlassen werden darf.

»Es ist auf jeden Fall richtig, den unmittelbaren Kontakt zu anderen Menschen einzuschränken und Veranstaltungen abzusagen, aber es gilt auch zu beachten, dass es aus medizinisch-psychologischer Sicht gefährlich werden kann, wenn ältere oder alleinlebende Menschen isoliert und in Einsamkeit leben müssen oder Familien über Wochen hinweg auf engstem Raum in Quarantäne verharren.«

Ein Rat des Experten: »Bewegung, frische Luft, Sonne und Natur – am besten gemeinsam mit Vertrauten, das alles kurbelt den Stoffwechsel an und stärkt das Immunsystem.« Da man beim Spazierengehen anderen Menschen in der Regel auch nicht zu nahe komme, sei eine Ansteckungsgefahr praktisch ausgeschlossen.

Insbesondere Spaziergänge im Wald würden sich positiv auf Körper und Geist auswirken, hätten Studien in Japan gezeigt. Beim Spazieren im Wald soll unter anderem die Bildung von natürlichen Killerzellen angeregt werden, die nachweislich vor Atemwegsinfektionen, wie sie COVID-19 darstellt, schützen. Dabei scheinen vor allem drei Mikrostoffe in Pflanzen gesundheitsförderlich zu sein, die Phytonzide, Terpene und Terpenoide.

»Die Sonne ist wichtig für uns, da unser Körper über das Sonnenlicht das lebenswichtige Vitamin D herstellt, das wiederum für ein gut funktionierendes Immunsystem unabdingbar ist. So können bei Vitamin-D-Mangel vermehrt Abwehrschwächen und Infektanfälligkeiten auftreten. Außerdem ist Vitamin D gerade bei Kindern essentiell für die Knochenbildung«, warnt Professor SCHUBERT davor, nicht ins Freie zu gehen.

Ein weiteres Problemfeld, das die Psyche betrifft, sei derzeit die Arbeitswelt. Viele haben zum Beispiel existentielle Ängste, stehen vielleicht vor der Schließung des eigenen Familienbetriebs. Andere wiederum leisten für wenig Lohn und unter großer Infektionsgefahr Knochenarbeit. All das kann enormen Stress bedeuten, das Immunsystem schwächen und die Infektionsgefahr erhöhen. Aber auch für ArbeitnehmerInnen, Selbstständige und UnternehmerInnen, die jetzt Home-Office machen müssen, sei die Lage schwierig. »Wer dann auch noch kleine Kinder daheim hat, stößt schnell an seine nervlichen Grenzen«, erklärt Professor SCHUBERT. Sein Tipp: »Es kann helfen, für die ganze Familie Routinen zu vereinbaren und dem Tag Struktur zu geben. Also zu einer bestimmten Zeit aufzustehen, sich anzuziehen und feste Zeiten am Schreibtisch zu verbringen und eben nicht den ganzen Tag im Schlafanzug zu bleiben. Dazu gehören aber auch Pausen und der Feierabend, den man dann hoffentlich entspannt mit der Familie genießt.«

Menschen, die jetzt unter irrationalen Ängsten leiden, rät Professor SCHUBERT, sich aus seriösen Quellen zu informieren. »Richtig informiert zu sein, baut Angst ab«, so der Experte. Wer alleine keinen Ausweg findet, der solle sich nicht scheuen, professionelle Hilfe anzunehmen. Dieser Ratschlag gelte übrigens auch beim Thema Gewalt in der Familie. »Auch diese Ausnahmesituation rechtfertigt keine Übergriffe und deshalb sollte unter keinen Umständen Gewalt toleriert werden.« Alle Hilfsangebote, wie zum Beispiel die der Universitätsklinik für Medizinische Psychologie in Innsbruck, aber auch diverser sozialer Einrichtungen wie Frauenhäuser und Männerberatungsstellen, seien weiterhin erreichbar.

Professor SCHUBERT: »Ob eine Situation gut oder schlecht ist, hängt auch immer von der eigenen Sichtweise ab. Für die allermeisten Menschen ist das Virus aus medizinischer Sicht keine Gefahr. Die Welt hat zwar gerade eine Vollbremsung hingelegt, aber das hat nicht nur negative Seiten. Die Situation birgt für viele Menschen auch die Chance, zur Ruhe zu kommen, wieder das zu tun, was Freude macht, mehr Zeit mit der Familie zu verbringen und den sonst stressbehafteten Alltag einmal kritisch zu überdenken. Es wird auch eine Zeit nach Corona geben, die möglicherweise besser ist, wenn wir aus der derzeitigen Krise die richtigen Schlüsse ziehen.«

HABEN DIE ANTI-CORONA-MASSNAHMEN
UNS MEHR GENUTZT ODER GESCHADET?

RAUM & ZEIT, 26. 08. 2020, NR. 227
Interview: ANGELIKA FISCHER

Auch wenn die strengen Corona-Maßnahmen langsam wieder gelockert werden, sitzt uns der Schreck noch in den Knochen. In fast allen europäischen Ländern herrschten Lockdown oder Ausgangsbeschränkungen. Schulen, Kindergärten, nicht systemrelevante Geschäfte mussten schließen. Altenheime und Pflegeeinrichtungen wurden zu Hochsicherheitstrakten. Wir durften unsere Freunde und Familienangehörige nicht mehr besuchen. Was hat das mit uns gemacht? Waren die Maßnahmen aus Sicht der Psychoneuroimmunologie angemessen?

RAUM & ZEIT (R&Z): *Die politisch verordneten Maßnahmen im Rahmen des Infektionsschutzgesetzes sollten die Ausbreitung von* SARS-COV-2 *verlangsamen und unserer Gesundheit dienen. Sie brachten viele Menschen jedoch auch in psychische Ausnahmesituationen. Zu welchen psychischen Problemen mit unter Umständen ernsten gesundheitlichen Folgen haben die verordneten Maßnahmen zum Infektionsschutz bisher geführt?*

CHRISTIAN SCHUBERT (CS): Prinzipiell ist es so, dass während Epidemien die Zahl von Menschen mit psychischen Störungen höher ist als sonst. Zusätzlich zur realen (Todes-)Angst, aber auch irrationalen Ängsten/Angsterkrankungen und weiterer psychiatrischen Auffälligkeiten wie Depressionen und Zwangserkrankungen sind die verordneten Maßnahmen zum Infektionsschutz und die damit einhergehende COVID-19-Krise mit verschiedenen daraus erwachsenen Stresssituationen verbunden. Durch die Quarantäne wurden viele Menschen, die sowieso schon an ihrer sozialen Isolation litten, noch mehr isoliert. Dies kann ein Grund für die Entstehung von Depression sein. Der Druck auf Familien wuchs ebenso durch die Quarantäne, Kinder konnten nicht ihrer natürlichen Entwicklung mit Schule, Spiel und Sport nachgehen, sondern mussten sich unnatürlicherweise in ihren Wohnungen aufhalten. Dort wiederum dürften einige von ihnen auf Eltern getroffen sein, die selbst enorm gestresst waren: entweder durch die Mehrfachbelastung, die aus Homeoffice und Kinderbetreuung erwuchs, oder aus der Tatsache, dass in weiterer Folge Kurzarbeit, Jobverlust und Arbeitslosigkeit drohen. Mit all den damit einhergehenden psychischen Reaktionen wie Existenzangst, Depression und Aggression. Hier liegt es nahe anzunehmen, dass die Gewalt in den Familien während der Quarantänezeit ansteigt.

Gewalt und Traumata

R&Z: *Um welche Formen von Gewalt handelt es sich hierbei?*

CS: Einerseits handelt es sich um die Gewalt gegen sich selbst in Form von gesundheitsschädlichen Verhaltensweisen wie erhöhtem Alkohol- und Rauchkonsum, schlechtem Essen und wenig Bewegung. Die Rate der Suizidversuche ist in manchen Teilen der USA innerhalb von vier Wochen auf Werte geschnellt, die sonst im ganzen Jahr zu verzeichnen sind. Andererseits kam es vermehrt zu Gewalt gegenüber den Familienmitgliedern, mit denen man zum Teil auf engstem Raum zusammenleben musste. Diese ist nachgewiesenermaßen in der Quarantänezeit angestiegen, damit verbunden die Traumatisierung der Schwachen und Hilflosen.

Gerade Kinder sind besonders anfällig, nachhaltige gesundheitliche Folgen nach emotionalen, körperlichen und sexuellen Traumatisierungen zu entwickeln. In manchen Teilen Deutschlands haben sich die Gewaltdelikte in den Familien während des Corona-Shutdowns verdoppelt. Das Immunsystem von Kindern ist noch in der Entwicklung begriffen. Kommt es hier zu schwerer psychischer Belastung, kann sich diese über die stressverarbeitenden Systeme des kindlichen Organismus auf die Immunaktivität auswirken. Die zelluläre Immunreaktion ist vermindert, die Gefahr von viralen Infektionen steigt an. Viele Kinder dürften also paradoxerweise mit geschwächter Immunität aus der COVID-19-Krise kommen und nun selbst anfällig gegenüber dem Virus geworden sein. Das gilt natürlich auch für gestresste Erwachsene.

R&Z: *Sind noch weitere negative Auswirkungen auf die körperliche Gesundheit durch die Anti-Corona-Maßnahmen zu befürchten?*

CS: Die Forschung hat gezeigt, dass mit jeder traumatischen Erfahrung, die Kinder erfahren, ein Lebenszeitverlust von etwa drei Jahren verbunden sein kann. Traumatisierte Kinder haben ein erhöhtes Risiko, im Erwachsenenalter schwere Entzündungserkrankungen des Herz-Kreislauf-Systems, der Lunge, der Leber, des Darms usw. zu entwickeln, da es über die Störung ihres Stresssystems langfristig zu gefährlichen Entzündungsanstiegen kommen kann. Diese Folgen können durch eine Psychotherapie abgemildert werden. Allerdings kostet das den Staat Geld, das er nun wohl nach all den gesetzten Maßnahmen gegen die Pandemie nicht mehr in dem Ausmaß haben wird. Dann gibt es noch die Angst der Vorerkrankten, in die Klinik oder zu Ärzten zu gehen, um sich medizinisch versorgen zu lassen. Das hat nicht in der Weise stattfinden können, wie es nötig gewesen wäre. Auch hier sind langfristige Gesundheitsfolgen zu befürchten. Zusammengenommen lässt sich annehmen, dass die Maßnahmen gegen die Ausbreitung des SARS-COV-2 der Bevölkerung langfristig mehr Lebensjahre kosten werden als das Virus selbst.

R&Z: *Überraschenderweise ist die Zahl der Herzinfarkte in der Corona-Krise gesunken. Woran liegt das Ihrer Meinung nach?*

CS: Ja, die Anzahl der Herzinfarkte ist sogar um vierzig Prozent gesunken. Jedoch lässt sich diese Entwicklung als paradox ansehen und bei paradoxen Erscheinungen in der Medizin steckt häufig die Psyche dahinter. Zum Beispiel, dass die Menschen aus Angst vor COVID-19 nicht in die Klinik gingen und kardiologische Beschwerden lieber übergingen, sie anderen Ursachen zuschrieben, vielleicht sogar COVID-19 selbst. Oder aber die vielen »fehlenden« Herzinfarkte auf den kardiologischen Stationen waren nun in anderen Abteilungen zu finden, wo die Patienten dann auch an COVID-19 verstarben. Kritiker wenden ja ein, dass COVID-19 hauptsächlich Vorerkrankte, also auch Herzerkrankte, sterben ließ.

Chance für neues Denken?

R&Z: *Unter ganzheitlichem Blickwinkel bieten Herausforderungen im Außen immer die Möglichkeit, sich innerlich noch mehr zu heilen. Bot die psychisch für viele Menschen sehr schwierige Situation von daher auch Potenzial?*

CS: Definitiv hätte sie das Zeug dazu gehabt. Zumindest hat man als gestresste Person, ich zähle mich da leider dazu, sehr schön sehen können, wie wunderbar ein Leben ohne die vielen zumeist hausgemachten Verpflichtungen sein kann. Alles war im Shut- und Lockdown. Dabei hat sich meine Natur erholt. Ich habe das an psychischen und körperlichen Reaktionen gemerkt.

Ich fühlte mich befreit. Ich finde auch die derzeitige Situation unglaublich anregend für den Geist. Ich denke viel nach und gebe Interviews. Die Entspannung gilt auch für unsere Umwelt. Man denke an die auftretenden Wildtiere in den Großstädten, das Aufklaren des Himmels über luftverschmutzten Erdbereichen. Ich fürchte aber, dass die COVID-19-Krise noch nicht das war, was uns alle wirklich zum Umdenken und anders Handeln bringen kann. Dazu war sie dann doch zu schwach. Eher glaube ich an das Gegenteil: Die Gesellschaft wird noch stärker als davor am Gängelband der Industrie hängen. Man hat ja deutlich gesehen, wie die Angst der Bevölkerung vieles ermöglicht hat: die Einschränkung der Grundrechte, ein prinzipielles Ja zur Impfung, ein gewachsener Zuspruch jenen Politikern, Medizinern und Medienleuten gegenüber, die uns die COVID-Krise eingebrockt haben. Von besserer Welt also keine Spur.

Der menschlichere Weg Schwedens

R&Z: *Schweden ging in der Krise einen Sonderweg. Was war dort anders? Hat die Regierung dort mehr Achtung vor der Selbstverantwortung der Bürger? Wie ist dort die Bilanz?*

CS: Schweden hat, wenn man so sagen will, als Reaktion auf das neuartige Corona-Virus, so HARALD WALACH von der Medizinischen Universität Poznan, Polen, ein anderes Narrativ verwendet: Die Bevölkerung wurde weitestgehend umfänglich und ganzheitlich informiert und es wurde ihr zugestanden, selbstverantwortlich darauf zu achten, dass jene Menschen geschützt werden, die alt und krank sind, während alle anderen, vor allem die jungen, eine Herdenimmunität entwickeln sollten. Wie bei allen Projekten war auch dieses nicht fehlerfrei. Man merkte erst durch die Funktionsbelastung des Systems, dass die ökonomisierte und schlecht ausgerüstete Pflegebranche nicht darauf vorbereitet war, ihre

Senioren angemessen zu schützen. So starben mehr alte Menschen als man erwarten konnte. Aber nochmals: Indem man die Menschen nicht unnötig verängstigte und ihnen das Gefühl vermittelte, nicht völlig hilflos einem Killer-Virus ausgesetzt zu sein, sondern den Wirt, also den Menschen als verantwortungsbewussten Experten für seine Gesundheit in den Mittelpunkt stellte, war der Weg der Schweden ein menschlicherer. Eine ausgewogene Risikokommunikation, die auch die Resilienz des Wirts in die Rechnung miteinbezieht, stärkt ebenso wie auch die Selbstverantwortung und -wirksamkeit gerade jene Immunfaktoren, die bei der Abwehr des Corona-Virus von entscheidender Bedeutung sind. ANDERS TEGNELL sollte den Nobelpreis für Medizin bekommen, das wäre ein schönes Zeichen für eine bessere Medizin.

Brandbeschleuniger Angst

R&Z: *Hätten die Regierungen vor der Verordnung der Maßnahmen zum Infektionsschutz Ihrer Meinung nach die Einschätzungen von Psychologen bzw. Psychoneuroimmunologen stärker berücksichtigen müssen?*

CS: Ohne Frage, das hätten sie tun müssen. Dann wäre deutlicher geworden, dass die Konfrontation mit dem neuartigen Corona-Virus eine weitaus komplexere Situation ist, der mit diversifizierteren Maßnahmen zu begegnen gewesen wäre. Es geht doch nicht nur um das Virus! Oder genauer: Es geht doch nicht nur um den biologisch-stofflichen Anteil vom Virus. Das Konzept der »epidemischen Psychologie« geht davon aus, dass mit rasanter Geschwindigkeit beim ersten Auftreten von Infektionsfällen Millionen von Menschen über diverse Medien psychologisch infiziert werden. Schnell geraten Menschen in Angst und Panik und schnell beginnen sie Ursachen für die Epidemie zu suchen. Das kann dann so weit führen, dass auch Minderheiten für den Ausbruch verantwortlich gemacht werden oder Ausländer. Diese Stigmatisierung oder gegebenenfalls Diskriminierung kann dann über Stress und eine damit verbundene Immunsuppression das Risiko für weitere Infektionen und Erkrankungen erhöhen. Ein Teufelskreis, eine Art Brandbeschleunigung, die zum Ausbreiten einer Pandemie beitragen kann. Dass dies von den Beraterstäben, den Regierungen und den Medien nicht berücksichtigt wurde, ist charakteristisch für die eklatant verfehlte Risikokommunikation. Im Gegenteil, es wurde auch noch Angst geschürt, wohl um die Bevölkerungen in Hinblick auf die Maßnahmen gefügig zu machen und auch um die wahrscheinlich selbst aus Angst so drastisch geratenen Maßnahmen rechtfertigen zu können. An der Feierlaune der Menschen nach dem Lockdown sieht man bereits, wie kurzsichtig und eindimensional agiert wurde. Die Menschen, vor allem die Jungen, nehmen die Regierungsmaßnahmen nicht ernst – zu sehr klafft auseinander, was angedroht wurde und wie die Erkrankungsrealität dann aussah.

R&Z: *Haben Sie den Eindruck, dass psychosomatischen Aspekten in unserem Medizinsystem generell zu wenig Bedeutung beigemessen wird?*

CS: Ja natürlich. Über 300 Jahre ist es nun her, dass man Körper und Seele trennte, um in der Medizin Fortschritte zu erlangen. Noch heute wird der Mensch wie eine Maschine gesehen und behandelt. In Diagnostik, Klinik und Forschung. Ein Desaster. Diese maschinenideologische Sicht in der Medizin wird von einer Reihe von erkenntnistheoretischen Irrtümern geprägt. Dualismus, Reduktionismus, Mechanizismus, Objektivismus etc. Psychosomatik kann hier nicht angemessen integriert werden. Sie führt in der Medizin immer noch ein Randdasein. Das betrifft natürlich auch artverwandte Disziplinen wie die Psychoneuroimmunologie. CHARLES ROSENBERG, der Medizinhistoriker, geht davon aus, dass Pandemien, wie wir sie gerade im Rahmen der COVID-19-Krise erleben, die ganzen Missstände einer Weltsituation schonungslos offenlegen, eine Art Stresstest, bei dem alle so reagieren, wie sie wirklich sind. Und die Medizin hat so reagiert, wie sie wirklich ist, nämlich dualistisch, indem das größere Ganze des Menschen, seine Komplexität nicht mitbedacht wurde. Die derzeitige Form der Aufklärung in der Medizin ist längst veraltet, wir brauchen eine neue Aufklärung, das hat mir die COVID-19-Krise nochmals drastisch vor Augen geführt. Dafür bin ich ihr auch immens dankbar.

Für eine Kultur der Akzeptanz

R&Z: *Was, denken Sie, ist der Grund dafür, dass sich das mechanistische Menschenbild so hartnäckig hält?*

CS: An erster Stelle der Mensch selbst. Wir brauchen eine neue Kultur der Akzeptanz und Integration von Komplexität in unser Leben. Die Natur ist komplex. So denken wir aber nicht, so sind wir nicht erzogen und so gehen wir auch nicht miteinander um. Wenn ich von Komplexität in der Medizin spreche, dann meine ich unbewusste Prozesse und nicht-lineares Denken. Viele psychisch belastete Menschen, vor allem die traumatisierten, werden aufgrund ihrer unbewussten Widerstände nicht angemessen, nämlich mit Hilfe von Psychotherapie behandelt. Psychotherapie ist für sie ein Teufelszeug, das ihnen Angst macht, ihre Traumata aufdeckt. Eine Medizin, die den Körper von der Seele spaltet und diesen Menschen keine Alternative anbietet, ihnen keinen sanften, empathischen Zugang zu ihren traumatischen Erlebnissen ermöglicht, ist falsch. Sie ebnet den Weg für den Missbrauch in der Medizin, zum Beispiel durch die Industrie und die Ökonomisierung. Medizin muss sich an allererster Stelle um den Menschen bemühen. Das tut sie viel zu wenig, schon seit längerer Zeit.

R&Z: *Wie könnte die Entwicklung zu einem ganzheitlicheren Selbstverständnis und Menschenbild in unseren Gesellschaften gestärkt werden? Was würden Sie sich wünschen?*

CS: Ich würde mir wünschen, dass Psychodynamik und Systemtheorie als Pfeiler einer neuen Medizin Anerkennung finden, dass das Unbewusste und die nicht-lineare Dynamik ihren zentralen Platz in der Medizin erhalten. Dann würden wir uns endlich befreit sehen von dumpfen Tendenzen der Medizin, etwa davon, dass wir verzweifelt nach dem Verum-Effekt eines Medikaments suchen, wo dieser doch – ich zitiere gerne nochmals HARALD WALACH – untrennbar auf den Schultern des Riesen, nämlich des Placebo-Effekts sitzt. Wir würden Medizinstudenten nicht mit neunzig Prozent Detailwissen über die Körperphysiologie konfrontieren, sondern neunzig Prozent Psychologie, Soziologie, Philosophie, Psychoanalyse und Kulturwissenschaften lehren. Wir würden die medizinische Forschung revolutionieren, indem wir das Design der randomisierten kontrollierten Studie (RCT) endlich auf den wissenschaftlichen Müllhaufen werfen.

STARBEN WEGEN DER STRENGEN CORONA-MASSNAHMEN

IN DEUTSCHLAND FÜNFMAL MEHR MENSCHEN ALS IN INDIEN?

EPOCH TIMES, 16. 06. 2021
Interview: ALEXANDER M. HAMRLE

Gesundheit als höchstes Gut. Die Inzidenzien in Deutschland sinken. Kinder haben wieder Präsenzunterricht, Geschäfte sperren auf, die Außengastronomie füllt sich. Einige Maßnahmen gelten jedoch nach wie vor. Homeoffice und die zunehmende Digitalisierung werden auch künftig unseren Alltag prägen.

Waren und sind die Beschränkungen der persönlichen Freiheit zum Schutze unserer Gesundheit gerechtfertigt oder sind es gerade die Schreckensmeldungen, und Maßnahmen die unsere Gesundheit beeinträchtigen oder vielleicht sogar schädigen? *Epoch Times* sprach dazu mit Prof. Dr. Dr. CHRISTIAN SCHUBERT, Mediziner und Psychologe.

EPOCH TIMES (ET): *Herr Professor SCHUBERT, in der Psychoneuroimmunologie geht es um die psychischen Auswirkungen auf die Gesundheit. Können Sie das näher beschreiben?*

CHRISTIAN SCHUBERT (CS): Die Psychoneuroimmunologie ist ein ganzheitlicher Forschungsansatz. Wir gehen davon aus, dass Psyche, Nerven-, Hormon- und Immunsystem miteinander in enger Wechselbeziehung stehen. Ja selbst soziale, spirituelle und kulturelle Aspekte werden in der Psychoneuroimmunologie miteinbezogen. In der mechanistischen Schulmedizin ist das anders, da werden Körper und Psyche voneinander getrennt gesehen.

ET: *Während der Corona-Pandemie hören wir oft von Lockdowns, Corona-Toten, Maskenpflicht, neuen Virus-Mutationen bis hin zu eventuellen Triagen auf den Intensivstationen. Wie wirken sich solche negativen Botschaften auf den Körper aus?*

CS: Ich gehe davon aus, dass viele Menschen nach den ersten alarmierenden Bildern und Zahlen 2020 zunächst eine gesunde Angst-Reaktion gezeigt haben. Angst ist ein Warnsignal, das mit der Aktivierung unserer Psychobiologie verknüpft ist.

Im akuten Angstzustand sind wir wachsam, fokussieren den Angreifer, haben einen erhöhten Puls, eine angestiegene Atemfrequenz und das Blut hat eine erhöhte Gerinnungsneigung. Diese stressbedingten Anpassungsprozesse sind darüber hinaus mit einer Steigerung des Immunschutzes verbunden. Wir sind also ganz gut gewappnet für solche akuten Stresssituationen, die im Fall von Corona auch mit einer viralen Infektion einhergehen können.

Problematisch wird das Ganze, wenn Angst und Panik längere Zeit anhalten – und vielleicht sogar noch Einsamkeit, Isolation und Schuldgefühle dazukommen. Das schwächt unser Immunsystem besonders. Das wissen wir aus der psychoneuroimmunologischen Forschung.

Das heißt, es dürfte dann zu der paradoxen Wirkung kommen, dass wir uns bereits bei einer geringen Viruslast infizieren und an der Infektion erkranken.

ET: *Wird also durch die langanhaltenden Corona-Maßnahmen das Immunsystem geschwächt?*

CS: Man hat die Bevölkerung in den letzten 15 Monaten durch die mediale Angst- und Panikmache in einen Zustand versetzt, von dem ich ausgehe, dass er mit Immunsuppression einhergeht.

Sogar den Kindern wurde Angst eingejagt und mit Schuld und Strafe gedroht. Das sehr dominante, ja fast diktatorisch-totalitäre Verhalten von Medizin, Regierung und Medien zielte darauf ab, dass jeder, ob alt oder jung, die AHA-Regeln einhält. Damit hat man versucht, das Virus auf Kosten des Immunschutzes einzudämmen. Ich gehe davon aus, dass je stärker diese Maßnahmen durchgedrückt werden, umso höher sind die Inzidenzen. Das könnte der Grund dafür sein, warum in Deutschland die Inzidenzen nur so spärlich heruntergegangen sind.

ET: *Kann ich zusammenfassen, dass der von der Regierung aufgebaute Druck also eine Infektion mit Corona wahrscheinlicher macht als ohne Maßnahmen?*

CS: Absolut, da würde ich Ihnen aus psychoneuroimmunologischer Sicht zustimmen. Man könnte noch einen Schritt weitergehen und sagen, dass vielleicht sogar die Todeszahlen durch die Verängstigung der Menschen hochgegangen sind.

Auch könnte die tiefe COVID-19 bedingte Verängstigung der Menschen mit dem Auftreten von Long-COVID bzw. Post-COVID (Spätfolgen nach einer abgeklungenen Corona-Infektion) zusammenhängen. Die Symptomatik erinnert sehr an eine posttraumatische Belastungsstörung, von der wir wissen, dass sie eine Entzündungserkrankung ist.

ET: *Wurde folglich Post-COVID oder Long-COVID durch die Schreckensmeldungen um COVID-19 hervorgerufen?*

CS: Ich gehe davon aus, dass das, was bis dato an Bildern, Zahlen und Katastrophenmeldungen über die Medien ging, das Traumatisierungspotential in der Bevölkerung erhöht hat. Erkrankt man dann tatsächlich an COVID-19, könnte dies eine Traumafolgestörung nach sich ziehen. Inwieweit jedoch Angst, Panikmache, Isolation und Vereinsamung langfristig gesehen Entzündungserkrankungen hervorrufen, werden wir erst in den nächsten Jahrzehnten sehen. 15 Monate an psychosozialem Stress, Bewegungslosigkeit, möglicherweise schlechter Ernährung und anderen gesundheitsschädlichen Faktoren beeinträchtigen jedenfalls unser Immunsystem. Das geht nicht spurlos an uns vorbei.

ET: *Inwiefern überwiegt dann der Vorteil, also das verringerte Risiko an* COVID-19 *zu erkranken, die Nachteile des Lockdowns und der Schreckensmeldungen?*

CS: Ja, das ist die dümmliche Risiko-Nutzen-Argumentation von Schulmedizin, Regierung und Medien. Das wird leider sehr zugunsten einer mechanistischen Medizin interpretiert. Man sagt, wenn wir die Masken nicht aufziehen, gefährden wir unsere Mitmenschen. Wenn wir nicht geimpft werden, ist das Risiko, an COVID-19 zu sterben, erhöht. Ich bezweifle das sehr. Ich denke, dass das ständige Maskentragen gesundheitsschädlich ist und die Impfung nur für eine vergleichsweise kleine Gruppe von Vorerkrankten Sinn macht.

Ich bin überzeugt, dass wir in dieser Krise als Allererstes die natürliche Immunität der Menschen steigern müssen und plädiere massiv für präventive Maßnahmen.

ET: *Könnte man nicht argumentieren, dass die Nachteile der Maßnahmen die Vorteile überwiegen und somit hinfällig sind?*

CS: Es gibt weltweit mindestens zwei »Experimente«, die uns klar zeigen, dass andere Wege, eine SARS-COV2-Infektion zu verhindern, keineswegs Millionen Tote produzieren, wie uns vorgegaukelt wird. Zum Beispiel hat Schweden in einer sehr Menschen respektierenden Form reagiert. Kinder und Jugendliche wurden in ihrer Entwicklung nicht gehemmt.

Obwohl in Schweden während der Anfangszeit aufgrund von herunter gewirtschafteten Pflegeeinrichtungen und mangelnder Sicherheitsmaßnahmen etwas mehr alte und zu pflegende Menschen starben, sind die COVID-Todeszahlen in Schweden absolut vergleichbar mit denen von anderen, in der Virus-Eindämmung restriktiver agierenden Staaten mit entsprechender Bevölkerungsanzahl.

ET: *Was ist das zweite »Experiment«?*

CS: Indien. Die indische Regierung hat ganz zu Beginn der COVID-19-Krise eine andere Haltung gezeigt als das RKI mit den AHA-Regeln. Sie hat der Bevölkerung die ayurvedische Medizin nahegebracht und Ratschläge gegeben, wie man das Immunsystem aktivieren kann.

Und wenn man überlegt, dass in Indien nach China weltweit die meisten Menschen mit einer unglaublich dichten, armen Bevölkerung leben, dann hätte das Virus die Menschen dort wie im Lauffeuer töten müssen. Hat es aber nicht! Ganz im Gegenteil. Die Todesrate bezogen auf die dortige Bevölkerungsanzahl ist fünfmal geringer als in Deutschland. Dabei sind die kürzlich in Indien stark angestiegenen Zahlen an COVID-Toten bereits berücksichtigt.

Das zeigt aus meiner Sicht, dass ein präventiver Zugang, bei dem der Mensch und sein Immunsystem im Mittelpunkt stehen, sehr hilfreich sein kann.

ET: *Videokonferenzen, Telefonate, E-Mails ersetzen in der Corona-Krise den direkten Kontakt. Es heißt, manches davon könnte die Krise überdauern und künftig mehr zum Einsatz kommen. Welche Auswirkungen hat das auf die Gesellschaft, was ist »der Preis der Digitalisierung«?*

CS: Eine weitere Entmenschlichung unserer Gesellschaft, eine weitere Entfremdung. Das Maschinen-Paradigma, die Mechanisierung von Leben und Natur, die Trennung von Körper und Geist gehen in die nächste Stufe. Die heutige Kultur und Gesellschaft machen krank. Arbeitskontexte werden digitalisiert, Menschen verkümmern sozial in ihren Wohnungen. Sie sind nur mehr arbeitende Masse. Das ist eine katastrophale Entwicklung, die sich auch in der Medizin widerspiegelt.

Die sozialen Beziehungen, die soziale Unterstützung, die soziale Diversifizierung – also die reichhaltigen sozialen Netze, die ein Mensch hat – sind das Lebenselixier! Die Psychoneuroimmunologie zeigt ganz klar, dass der soziale Aspekt der mächtigste Einflussfaktor für unsere Gesundheit ist.

Es ist nicht so, wie uns die Schulmedizin seit Jahrhunderten vormacht: Das Biologische bestimme, was krank mache. Es gebe genetische Veränderungen, die wie Zeitbomben in einem Körper-Geist-gespaltenen Individuum ticken und gegen die man nichts tun könne. Mit dieser Haltung wird den Menschen die Möglichkeit genommen, selbst Verantwortung über die eigene Gesundheit zu übernehmen. In dem Moment, wo Psychisches und Soziales vom Körper abgespalten werden, tragen wir lediglich unsere Maschinenkörper zum Arzt, geraten in ohnmächtige Abhängigkeit und sind damit der ärztlichen Manipulation hilflos ausgeliefert. Dass so auch viel Geld an uns verdient werden kann, ist selbstredend.

Das gemeinsame, zusammenhängende, ganzheitliche Individuum existiert nicht mehr. Eine Katastrophe! All das spinnt sich in der Digitalisierung weiter. In weiterer Folge werden die Arzt-Patienten-Kontakte nicht mehr physisch stattfinden. Die Medikamente bestellt man sich über das Internet. Der letzte Rest der Arzt-Patienten-Beziehung wird entfernt. Der Mensch hat nur mehr über digitale Medien Kontakt, bis er zum Schluss auf dem Operationstisch landet – und selbst die Operation wird irgendwann einmal nur mehr von Robotern durchgeführt.

Das alles passt zur verrohten und unmenschlichen Tendenz der Medizin. Dabei will ich aber auf keinen Fall meine ärztlichen Kollegen anschwärzen oder kritisieren, denn was ich hier anspreche, ist zuallererst ein gesellschaftlich-kulturelles Problem. Es gibt sehr viele Kollegen, die nach dem Studium alles versuchen, um ihren Patienten zu helfen, jedoch aufgrund dessen, dass sie nie gelernt haben, wie man mit kranken Menschen umgeht, daran verzweifeln.

Ärzte sind aber nicht nur nicht ausgebildet, mit Kranken umzugehen, sondern sie sind fehl-gebildet. Sie diagnostizieren und behandeln nicht den ganzen Menschen, sondern eben nur den körperlich-mechanischen Teil. Damit schaffen sie ungewollt eine Medizin, die mehr krank macht als gesund.

LAUTERBACH & CO
SOLLTEN EINFACH NUR DEN MUND HALTEN

NACHDENKSEITEN, 23. 07. 2021
Interview: RALF WURZBACHER

NACHDENKSEITEN (ND): *Herr SCHUBERT, Ihr Buch »Was uns krank macht, was uns heilt« haben Sie bereits vier Jahre vor Beginn der Pandemie geschrieben. Gefragt vor dem Hintergrund Ihrer Erfahrungen der zurückliegenden 16 Monate: Macht die Corona-Krise auch Menschen krank, die gar nicht vom SARS-COV-2-Virus befallen sind?*

CHRISTIAN SCHUBERT (CS): Ja, ich denke, das kann passieren. Ich habe die Ereignisse rund um COVID-19 von Beginn an aus einem medizinisch erweiterten, biopsychosozialen Blickwinkel betrachtet. Aus der Forschung wissen wir, dass sich Pandemien auch auf der psychologischen Ebene abspielen und Wirkung erzielen. Man darf ein Virus nicht als eine rein biologische Entität begreifen. Je mehr es in unser Bewusstsein drängt, desto rascher lädt es sich zu einem Symbol auf. Dementsprechend wird in der Wissenschaft der Begriff der psychologischen Pandemie verwendet. Wir können davon ausgehen, dass mit dem unablässigen medialen Erscheinen von Zahlen und Bildern von Kranken und Toten Informationen auf uns eindrängen, die mithin ansteckender sein können als der Erreger selbst.

ND: *Mit »ansteckender« meinen Sie, dass sich die Anfälligkeit, zu erkranken, mit der durch Bilder und Zahlen induzierten Angst erhöht?*

CS: Exakt. Das Symbol des »Killervirus« verbreitet Angst und Panik und das löst Immunsuppressionen aus. Das heißt, dass Immunreaktionen, die vor einer Infektion schützen, unterdrückt werden. Das ist wissenschaftlich sehr gut belegt.

ND: *Gibt es bereits dahingehende Belege mit Blick auf die Corona-Krise?*

CS: In der Tat zeigen erste Forschungsergebnisse (https://www. mdpi.com/2077-0383/10/10/2159), dass das Risiko, sich an SARS-COV-2 zu infizieren, bei Menschen, die traumatische Lebensereignisse mitmachten, signifikant erhöht ist. Traumata und andere Angsterfahrungen sind Vulnerabilitätsfaktoren, die auch bei der Prognose, ob und wie ein Patient eine COVID-19-Erkrankung übersteht, eine gewichtige Rolle spielen dürften.

ND: *Und das ist nicht nur eine Vermutung?*

CS: Nein, auf dem Gebiet wird eifrig geforscht. Zum Beispiel zeigt eine aktuelle Studie des US-amerikanischen *Centers for Disease Control and Prevention (CDC)* diese Zusammenhänge auf (https://www.cdc.gov/pcd/issues/2021/21_0123.htm).

Die Autoren kommen darin zu dem Schluss, dass Angst- und angstbezogene Störungen der zweitstärkste Risikofaktor – nach Fettleibigkeit – sind, an COVID-19 zu sterben. Sie gehen vor dem Hintergrund ihrer Daten sogar davon aus, dass bei manchen Patienten die Entwicklung von Angst während der COVID-Erkrankung zum Tod geführt haben könnte.

ND: *Gibt es auch Forschungen zur Frage, ob Menschen in Reaktion auf die allgemeine, von Politik und Medien befeuerte Panik erkrankt sind, womöglich an COVID-19 selbst, aber auch an anderen körperlichen Leiden?*

CS: Das ist mir nicht bekannt und so eine Frage beißt sich auch eklatant mit der konventionellen Denkweise der Schulmedizin. Längst wissen wir aber: Das Schüren von Angst und Panik rund um COVID-19 machte Menschen psychisch krank. Die Fakten lassen sich ja nicht leugnen: Wir verzeichnen für die vergangenen 16 Monate eine massive Zunahme an Angst- und Depressionserkrankungen, Zwangs- und Essstörungen, suizidalen Handlungen, Traumatisierungen und vielem mehr. In Österreich haben sich die Zahlen an Menschen mit Angststörungen und depressiven Beschwerden seit Beginn der Krise verfünf- bis versechsfacht. Wenn man nun psychoneuroimmunologisch denkt, also Psyche und Immunsystem als untrennbar annimmt, können wir davon ausgehen, dass bei den Betroffenen immunologische Defizite greifen, die unter anderem auch die Anfälligkeit für körperliche Erkrankungen, insbesondere Entzündungserkrankungen erhöhen. Der Weg führt über eine chronische psychische Überlastung, eine chronische Immunstörung hin zu einer erhöhten Krankheitsanfälligkeit und möglicherweise Mortalität.

ND: *Unterstellen wir den politischen Entscheidungsträgern zunächst einmal, nur das Beste für die Bevölkerung gewollt zu haben, gerade in der Frühphase der Krise, als über das SARS-COV-2-Virus noch wenig bekannt war. War es vielleicht das Kalkül der Regierungen, die Menschen durch das Verbreiten von Angst und Panik vor dem Schlimmsten, einer Killerseuche außer Kontrolle, zu schützen?*

CS: Kann schon sein. Aber wir wissen ja, dass akute Angst Menschen mobilisieren und eine»Fight-or-Flight«-Reaktion auslösen kann. Man stellt sich dem Feind oder man ergreift die Flucht. Beides sind evolutionsbiologisch gewachsene Überlebensprinzipien, die mit Hilfe des Sympathikus psychoorganisch durchschlagen:

Wir werden wachsamer und konzentrierter, unser Organismus verfügt kurzfristig über mehr Energieressourcen, der Herzschlag wird beschleunigt, wir atmen schneller und flacher, die Muskelspannung nimmt zu, wir haben eine erhöhte Blutgerinnungsneigung für den Fall einer Verletzung, wir erleben einen Immunboost, das Immunsystem rüstet sich gegen etwaige Verwundungen.

Diese Idee, durch Erzeugung von Angst Wachsamkeit und Gespanntheit zu stimulieren, um die Menschen zum Selbstschutz zu animieren, könnte also in den ersten Wochen der Krise durchaus politisch handlungsweisend gewesen sein. Im Falle einer kurzfristigen Anwendung erscheint mir ein solches Vorgehen sogar nachvollziehbar. Nur scheint es so, als hätten die Entscheider keinen blassen Schimmer von der verheerenden Wirkung von Stress und Angst, sobald sie chronisch werden. Dann nämlich tritt der genau gegenteilige Effekt ein: Die Menschen werden schwächer, verwundbarer und büßen ihre Widerstandskraft ein.

ND: *Nun ist diese Schockstrategie, wie sie etwa in diesem unsäglichen Panikpapier (https://fragdenstaat.de/blog/2020/04/01/strategiepapier-des-innenministeriums-corona-szenarien/) des Bundesinnenministeriums dokumentiert ist, auch von Virologen und Medizinern entwickelt worden. Hat sich die Bundesregierung falsch beraten lassen?*

CS: Auf alle Fälle. Die Schulmedizin ist wegen grundlegender erkenntnistheoretischer Irrtümer komplett falsch aufgestellt. Sie neigt zu Paradoxien, aktuell zu der, Menschen durch Lockdowns, AHA-Regeln, Isolation und Maskentragen dazu bringen zu wollen, sich vor dem Virus zu schützen. Wer so etwas verordnet, denkt dualistisch, indem er die Psyche vom Körper abspaltet, und provoziert mit seiner technisch-mechanistischen »Therapie« massive Schäden für das Immunsystem: angefangen beim psychischen

Stress, der in Angststörungen und Depressionen münden kann, sozialen Langzeitfolgen im Falle des Jobverlusts oder hin zu der Einsamkeit, in die man die Menschen zwingt. Für mich ist es deshalb kein Zufall, dass gerade in Bayern mit seinem lange Zeit besonders scharfen Lockdown die Inzidenzen immer mit am höchsten waren.

ND: *Sie meinen, der Grad der Panikmache lässt sich an den Fallzahlen ablesen?*

CS: Ich denke, es gibt hier einen Zusammenhang. Betrachtet aus einer medizinisch ganzheitlichen Perspektive steht außer Frage: Versetzt man Menschen in Angst und Schrecken und jagt ihnen Schuldgefühle ein, etwa dass das Enkelchen die Oma anstecken könnte, wenn es ihr zu nahe kommt, dann wird es mehr Erkrankungen geben.

ND: *Apropos: Sind Kinder und Jugendliche noch einmal anfälliger gegenüber äußerlichen Stressreizen, wie sie seit Monaten auf sie einwirken?*

CS: Nicht grundsätzlich. Bei einer soliden Resilienz und intakten familiären Strukturen kommen Heranwachsende gut und weitgehend unbeschadet durch die Krise. Anders steht es um Kinder, deren Eltern selbst verängstigt sind und ihnen ihre Angst täglich vorleben, weil sie unter sozialem Druck stehen, um ihren Job bangen oder schon arbeitslos geworden sind. Diese Kinder dürften über weniger Resilienz verfügen und damit besonders betroffen sein. Ich vermute, dass sich hier vielfach innerfamiliäre Dramen abgespielt haben.

ND: *Manch ein Zeitgenosse wird das, wofür Sie stehen, für esoterischen Firlefanz halten. Was entgegnen Sie?*

CS: Ich drehe den Spieß um: Ich unterstelle all denen Unwissenschaftlichkeit, die eisern an der schulmedizinischen Glaubenslehre festhalten, wonach Körper und Psyche nichts miteinander zu tun hätten bzw. die Verbindung zwischen beiden nicht relevant sei.

ND: *Ein zentraler Befund Ihrer Disziplin ist: Das menschliche Immunsystem ist lern- und ausbaufähig und das seelische Wohlbefinden dabei der entscheidende Faktor. Zur Veranschaulichung der Prozesse ziehen Sie gerne ein Brausebonbon zu Rate. Erklären Sie das bitte.*

CS: Das Experiment mit dem Pawlowschen Hund ist ja allgemein bekannt. Man gibt dem Tier Futter, regt damit den Speichelfluss an. Danach bringt man neben dem Futter ein Glöckchen ins Spiel, dessen Klang schlussendlich – auch ohne Futterdarbietung – den Speichel zum Fließen bringt. Eine Anfang der 1990er-Jahre durch eine Arbeitsgruppe um die Psychoneuroimmunologin ANGELIKA BUSKE-KIRSCHBAUM veröffentlichte Studie hat den Nachweis erbracht, dass sich auf vergleichbare Weise das menschliche Immunsystem konditionieren lässt (https://journals.lww.com/psychosomaticmedicine/Abstract/1992/03000/Conditioned_increase_of_natural_killer_cell.1.aspx). Dabei wurde Medizinstudenten mit einer Spritze Adrenalin zugeführt, was zu einer Zunahme an Killerzellaktivität im Blut führte. Zusätzlich hat man den Probanden zeitgleich mit der Spritze und über mehrere Tage hinweg ein Brausebonbon verabreicht und so eine Kopplung zweier Reize herbeigeführt. Am Ende reichte einzig das Brausebonbon, um die natürlichen Killerzellen zu aktivieren. Das Immunsystem hat also über seine Verschaltung mit dem Gehirn gelernt, dass die Brause die Adrenalinquelle ist oder sein könnte – was eine sensationelle und wegweisende Erkenntnis ist.

ND: *Pharmaindustrielle dürften das anders sehen. Wenn eines schönen Tages Placebos und gute Laune die Gesunderhaltung der ganzen Bevölkerung regeln, hätten Bayer, Roche und Sanofi schlechte Karten ...*

CS: So einfach liegen die Dinge natürlich nicht, wenngleich eine ganzheitliche Medizin durchaus ein riesiges Potenzial hat, eine nachhaltige Gesunderhaltung der Menschen zu befördern. Und natürlich könnte das – sofern der politische Wille da wäre, alternativmedizinische Ansätze in großem Stil zu fördern –, der Pharmaindustrie arge Kopfschmerzen bereiten. Als Psychotherapeut weiß ich aber, dass ein bisschen gute Laune allein noch keinen gesunden Menschen macht. Wenn schwere psychische Vorbelastungen im Spiel sind, braucht es andere Therapien als die Zugabe eines Placebos. In solchen Fällen plädiere ich dann aber eher für eine Psychotherapie anstelle einer medikamentösen Behandlung.

ND: *Nun gibt aber gerade die Corona-Krise wenig Anlass zur Hoffnung, dass die Schulmedizin und die Pharmalobby alsbald den Rückzug antreten könnten. Im Gegenteil: Besser hätte es sie kaum treffen können, oder?*

CS: In der Tat steuern wir momentan in Richtung einer noch zynischeren und menschenfeindlicheren Medizin mit ihren erkenntnistheoretischen Irrtümern Dualismus, Reduktionismus und Mechanizismus, um nur einige zu nennen. Als wäre die Entwicklung nicht bisher schon schlimm genug gewesen, wird die Situation weiter pervertiert.

Durch Digitalisierung, Robotik und transhumanistische Spinnereien von der Verschmelzung von Mensch und Computer wird die Dehumanisierung und Entfremdung zwischen Arzt und Patient auf die Spitze getrieben.

ND: *Wo bleibt bei Ihrer Aufzählung die Impfung? Die globale Massenvakzinierung dürfte kaum nach Ihrem Geschmack sein.*

CS: Da haben Sie Recht, doch überraschen tut es mich nicht, denn eigentlich ist das typisch für die Schulmedizin und ihr Maschinenmenschenbild. Dieses Impfdogma, dieser Schrei nach künstlicher Infektion ist purer Reduktionismus. Lieber verpasse ich jemandem eine Spritze, als dass ich ihn auf eine natürliche Infektion vorbereite. Und wer sich nicht impfen lassen will, dem wird mit Freiheitseinschränkung gedroht. Wie unmenschlich, wie unnatürlich. Dabei müsste es genau so laufen, wie es vor Corona mit jedem viralen Erreger gelaufen ist: Wenn sich Menschen natürlich anstecken, gerade die große Mehrheit derer, für die das Virus keine besondere Bedrohung darstellt, dann kommen wir am schnellsten und besten aus der Krise heraus. Beim Aufbau einer natürlichen Herdenimmunität sind gerade Kinder und Jugendliche unsere besten Freunde, ihnen kann SARS-COV-2 praktisch nichts anhaben. Was geschieht stattdessen? Wir machen monatelang die Schulen dicht und verhindern die Verbreitung des Virus unter Menschen mit intaktem Immunsystem. Und jene, die wir damit vermeintlich schützen wollen, sterben in den Pflegeheimen, auf die wir aber monatelang nicht gesondert aufgepasst haben.

Dazu kommen die Defizite der Impfung gegen SARS-COV-2 selbst. Denn dabei werden dem Körper genetische Informationen zugeführt, die für nur wenige virale Antigene kodieren. Bei den derzeit zugelassenen Impfstoffen ist es das Spike-Protein. Der Impfschutz richtet sich also nur gegen einen Teil des Virus. Was, wenn weitere Mutationen den Impfstoff immer weniger wirksam machen? Wenn wir nicht ganzheitlich, also in seiner vollen Beschaffenheit mit dem Virus konfrontiert sind, wie das bei einer natürlichen Infektion geschieht, liegt es nahe, dass der sogenannte Schutz immer wieder erneuert, also aufgefrischt werden muss. Dahinter stehen sicher auch ökonomische Interessen. Ein gigantischeres Geschäft ist kaum vorstellbar.

ND: *Das nach dem Willen der Bundesregierung auch auf Kinder und Jugendliche ausgeweitet werden soll. Ihr Urteil?*

CS: Der Paragraph 42 des Arzneimittelgesetzes besagt unmissverständlich, dass ein Arzneimittel nur verabreicht werden darf, wenn der mit der Einbeziehung in die klinische Prüfung verbundene Nutzen für den Prüfungsteilnehmer das Risiko überwiegt und wenn im Zweifel die Interessen des Patienten stets über den öffentlichen Interessen und den Interessen der Wissenschaft stehen. Kinder mit einem unerforschten Impfstoff zu impfen, erfüllt daher den Straftatbestand der Körperverletzung und wäre, angesichts eines Virus, das für Heranwachsende völlig harmlos ist, ein Verbrechen.

ND: *Auffällig an der, wie es heißt, »größten Gesundheitskrise« ist, dass die Bundesregierung und ihre Berater in der ganzen Zeit praktisch kein Wort zur Förderung der Gesunderhaltung und Krankheitsvorbeugung verloren haben. Es geht immer nur um die Abwehr von Krankheit …*

CS: Deswegen würde ich auch nicht von der größten Gesundheitskrise sprechen, die wir je erlebt haben. Wir erleben die bisher größte Krise der westlichen Medizin. Anstrengungen dahingehend, die Psyche und das Immunsystem des Menschen in Einklang zu sehen, um damit der Pandemie zu begegnen, haben überhaupt nicht stattgefunden. Nie zuvor hat die Medizin mit größerer Offenheit gezeigt, wie wenig Interesse sie in Wirklichkeit am Menschen an sich hat.

ND: *Ein Beispiel unter vielen: In jüngerer Zeit wurden etliche Studien zur Wirksamkeit von Vitamin D zur Vorbeugung und Behandlung von* COVID-19 *publiziert. In einem Altersheim im schweizerischen Elgg gab es im Herbst 2020 einen großflächigen Corona-Ausbruch, aber keiner der Infizierten erkrankte schwer oder starb. Offensichtlich hatte die Beigabe von Vitamin D in vergleichsweise hoher Dosis Schlimmeres verhindert, was als »Wunder von Elgg« (https://www.nzz.ch/zuerich/coronavirus-bei-ausbruch-in-pflegeheim-kam-niemand-zu-schaden-ld.1579376) durch die Presse ging. Trotzdem hat man zum Thema Vitamin D von Bundesgesundheitsminister* JENS SPAHN *(CDU) nie etwas vernommen. Grenzt das nicht an unterlassener Hilfeleistung?*

CS: Sollte es Herr SPAHN wirklich gut mit uns meinen, dann müsste er sich von seinen falschen Ratgebern trennen. Das sind Maschinenmediziner wie CHRISTIAN DROSTEN, LOTHAR WIELER oder KARL LAUTERBACH, die in ihren Laboren kleingeistern, plötzlich zu »Staatsmännern« mutiert sind, aber nicht viel von sozialen Beziehungen und Gemeinwohl verstehen. Wollten sie sich zum ersten Mal wirklich sozial verantwortlich verhalten, müssten sie einfach nur den Mund halten. Würde sich Herr SPAHN dagegen mit Psychologen, Kinderärzten, Soziologen, Stress- und Bildungsforschern umgeben, hätte es nie einen Lockdown gegeben.

ND: *Wären dann auch weniger Tote zu beklagen? Offiziell sind in Deutschland bereits über 90.000 Menschen »an« oder »mit« Corona gestorben.*

CS: Ich will gar nicht behaupten, dass man kurzfristig andere Zahlen bekommen hätte, wenngleich das naheliegend wäre, aber wie sollte man das auch beweisen. Für mich ist es als Psychoneuroimmunologe und Psychotherapeut noch einmal interessanter, auf die langfristigen Kollateralschäden zu schauen. Da erwarte ich in Zukunft gewaltige Zahlen. Ich denke auch, dass durch das mechanistisch-technische Vorgehen mittels Lockdowns, Kontaktverboten und Masken nicht viele Menschenleben gerettet wurden. Es wären ohne Frage viele mehr gewesen, hätte die Politik Informationen dazu gefördert, wie man sein Immunsystem stärken und welche Mittel man hätte einnehmen können, um dem Virus präventiv zu begegnen bzw. COVID effektiv zu behandeln.

Dabei geht es anders, wie das Beispiel Indien zeigt (https://shop.ayurveda-journal.de/heft-70-das-geheimnis-mentaler-staerke.html). Dort hat die Regierung ganz gezielt auf das sogenannte Ayush-Konzept auf Grundlage der alten ayurvedischen Traditionen gesetzt. Seit 2014 gibt es dazu sogar ein gleichnamiges Ministerium. In der COVID-Krise hat dieses eine von 16 Ärzten erarbeitete Zusammenstellung von zehn Maßnahmen zur Aktivierung des Immunsystems veröffentlicht.

Mit welchem Ergebnis? Tatsächlich gab es, bezogen auf die Bevölkerung fünfmal weniger COVID-19-Tote als in Deutschland. Dabei hat das Land sogar eine sehr alte Bevölkerung, die Menschen leben extrem eng zusammen, unter teils schlimmen hygienischen Verhältnissen und zuhauf in bitterer Armut. Man hätte also mit einer Explosion an Todeszahlen rechnen müssen. Das ist aber nicht passiert.

ND: *In den Medien wurde der Fall Indien als schlimmes Massaker dargestellt.*

CS: Ich weiß auch nicht, warum man so etwas tut. Man will offenbar nicht, dass solche vielversprechenden Real-World-Daten, die uns wirklich im Finden von geeigneten Maßnahmen zur Eindämmung von SARS-COV-2 weiterbringen würden, positiv in der Öffentlichkeit diskutiert werden. Da gibt es noch eine Reihe weiter Beispiele. Nehmen wir Schweden. Dort hat ANDERS TEGNELL dem Druck widerstanden, einen Lockdown zu verfügen. Trotzdem liegt das Land in puncto Mortalität auf dem Niveau von Österreich, wo monatelang alles dicht war. In Schweden waren die Schulen durchgehend offen und die Wirtschaft steht besser da als im übrigen Europa.

Oder schauen wir nach Florida mit seiner eher lockeren Gangart. Dort starben weniger Menschen an COVID-19 als in Kalifornien mit seinem harten Lockdown. Daran kann man sehen, Lockdowns bringen nicht viel, sondern führen langfristig sogar zu noch mehr Leid.

ND: *Aber wer fragt danach in Zukunft?*

CS: Ich denke nicht, dass sich all das, was noch auf uns zukommt, so einfach unter den Teppich kehren lässt. Besonders Kinder und Jugendliche haben in den letzten 16 Monaten Schlimmes erlebt. Dabei ist nicht nur an die mangelnde Bewegung zu denken, das Eingesperrtsein zu Hause, dass sie nicht eng auf eng im Dreck gespielt und dadurch ihr Immunsystem trainiert haben. Das sind die biologischen Aspekte.

Mindestens genauso schwer wiegen die psychologischen Einschnitte in Fällen von häuslicher Gewalt, Traumatisierungen, schlimmen Angsterfahrungen, Alkohol- und Drogensucht der Eltern. Erleiden Kinder sechs und mehr solcher sogenannter *Adverse Childhood Experiences* haben sie einen Lebenszeitverlust von bis zu zwanzig Jahren – weil ihre biopsychosoziale Entwicklung und die Reifung des Immunsystems empfindlich gestört werden. Rechnete man all dies gegen die Lebensjahre auf, die in der Pandemie aufgrund der »an« oder »mit« Corona Verstorbenen verloren gegangen sind, dann werden die Langzeitfolgen des Lockdowns die kurzfristigen um ein Vielfaches übersteigen.

ND: *Ihr besagtes Buch von vor vier Jahren beschwor im Titel den »Aufbruch in eine neue Medizin«. Wagen Sie eine Prognose: Wird Corona zum kapitalen Rückschlag auf dem Weg dorthin oder könnte die Krise das Umdenken sogar befördern?*

CS: Ich wünschte mir nichts lieber als einen soziokulturellen Lerneffekt, aber kaum etwas spricht dafür. Ich bin eher pessimistisch, hoffe aber, dass wenigstens die neu erstandene Gegenkultur, die in den alternativen Medien Fuß gefasst hat, leben darf und nicht von der Zensur totgetrampelt wird. Ich selbst werde in meiner Haltung nicht einknicken: Ich werde mich nicht impfen lassen, schon gar nicht meine Kinder, werde deshalb wohl mit Restriktionen leben müssen, vielleicht sogar meinen Job verlieren. Manipulationen durch die Leitmedien gab es immer, in der Corona-Krise hat die Gehirnwäsche aber eine nie dagewesene Dimension erreicht. Es mögen noch nicht viele sein, die die kapitalistischen Mechanismen des Geldes und der Macht durchschauen. Ich denke aber, in dieser Krise sind es mehr geworden. Das macht mir Hoffnung.

IN DER KRISE IST
»UNVERHÄLTNISMÄSSIGKEIT«
FÜR MICH DAS WORT
SCHLECHTHIN

DIE GANZE WOCHE, 14. 04. 2021

Interview: BARBARA REITER

Der Arzt, Psychologe und Psychotherapeut CHRISTIAN SCHUBERT, 59, untersucht als Psychoneuroimmunologe den Zusammenhang von Psyche und Immunsystem. Seine öffentliche Kritik an den Corona-Maßnahmen hatte für ihn Folgen. Trotzdem lässt er sich nicht zensieren.

GANZE WOCHE (GW): *Herr Professor, Sie sind mehrmals bei Corona-kritischen Veranstaltungen aufgetreten. Kaum ein Mediziner wagt es noch, kritische Interviews in diesem Kontext zu geben. Haben Sie keine Angst vor Konsequenzen?*

CHRISTIAN SCHUBERT (CS): Es gab nach meinen Auftritten sehr wohl Konsequenzen. Ich bin von der Medizinischen Universität Innsbruck ermahnt worden und ich habe ein laufendes Disziplinarverfahren mit der österreichischen Ärztekammer. Das sind alles Dinge, die sehr unangenehm sind, keine Frage. Ich werde aber nicht aufhören, meine Meinung zu sagen, die auf den Erkenntnissen der Psychoneuroimmunologie beruht. Ich werde mich inhaltlich in keiner Form zensieren lassen, dafür gehe ich bis, was weiß ich wohin.

GW: *Als Arzt und Psychologe schauen Sie auf den Zusammenhang von Psyche und Immunsystem. Was stört Ihre Kollegen daran?*

CS: Die Psychoneuroimmunologie stellt, so wie ich sie sehe, salopp gesagt die Schulmedizin auf den Kopf. Es gibt einen sehr deutlichen Zusammenhang zwischen Psyche und Immunsystem, was die Kolleg*innen insbesondere in Zeiten von COVID-19 natürlich nicht gerne hören, denn man hätte die Regierungen von Beginn an ganz anders beraten müssen. In der Forschung habe ich mich nie wirklich angefeindet gefühlt, jetzt in der Krise habe ich erstmals den Eindruck, dass die Leute auf einen losgehen. Ich habe im Prinzip die gleiche Haltung wie vorher: »Schulmedizin, so geht es nicht!« Und das ist plötzlich ein Problem.

GW: *Wie lautet in Bezug auf Corona Ihre Kritik?*

CS: Für mich ist von Anfang an »Unverhältnismäßigkeit« das Wort schlechthin in dieser Krise. Es geht nicht darum, das neuartige Corona-Virus wegzuleugnen und zu sagen, es habe keinen besonderen Stellenwert in Bezug auf Krankheit und den Tod von Menschen. Ich glaube durchaus, dass man aufpassen und entsprechende Veränderungen schaffen muss ...

GW: *Zum Beispiel?*

CS: Den Schutz von Risikogruppen. Aber monatelange soziale Distanz, Lockdowns, die zu Einsamkeit und Arbeitslosigkeit führen und Homeschooling sind nicht die Lösung. Sie rufen eine enorme psychische Belastung in den unterschiedlichen Altersgruppen hervor.

GW: *Wer sind die Risikogruppen?*

CS: Eine Studie der Sigmund-Freud-Privatklinik an 1.000 Österreicher*innen ergab, dass psychische Belastungen besonders Frauen, Städter, Ärmere bis zu einem Monatseinkommen von 1.500 Euro und Personen unter fünfzig treffen. Weiterhin steht einer chinesischen Studie zufolge fest, dass Menschen in der COVID-19-Krise mit verstärkter psychischer Belastung, Angst, Depression und posttraumatischen Belastungssymptomen reagieren, wenn sie psychisch bereits vorbelastet sind.

GW: *Mittlerweile erkranken immer häufiger junge Menschen und sogar Kinder. Wie ist das für Sie zu erklären?*

CS: Es hat bereits Suizidversuche bei den Kleinsten gegeben und die Kinderpsychiatrie in Wien hat schon im Jänner Alarm geschlagen, weil die Stationen voll sind. Die Psyche der Kinder ist derart belastet, dass diese Gruppe jetzt natürlich auch anfälliger für COVID-19 ist. Es ist davon auszugehen, dass durch gezielte Angst- und Panikmache das Immunsystem der Kinder geschwächt wurde, was dazu führt, dass sie sich leichter infizieren und durchaus auch schwerer an COVID-19 erkranken können. Das gilt natürlich für alle Altersgruppen: Menschen, die durch Angst, Einsamkeit oder Armut psychisch belastet sind, werden öfter und schwerer krank und sterben schneller. Das alles ist evidenzbasiert und wurde von der Psychoneuroimmunologie über viele Jahrzehnte bewiesen. Die reflexartigen Erklärungen aus der Biomedizin sind zumeist rein auf das Virus bezogen, was für meine Begriffe falsch ist.

GW: *Falsch ist ein starkes Wort ...*

CS: In der Ganzheitsmedizin sehen wir Faktoren wie die psychischen, sozialen und kulturellen Umstände, in denen wir leben, als enorm wirkmächtig an. Sie haben einen starken Einfluss auf biologische und stoffliche Komponenten wie das Immunsystem. Jene Mediziner, die sich vor allem das Virus anschauen, werden die Mutanten dafür verantwortlich machen, dass nun auch Jüngere und sogar Kinder betroffen sind. Biologisch gesehen macht das Sinn, ich bin aber Vertreter einer Ganzheitsmedizin und betrachte weitere Kontextfaktoren wie Schulschließungen und soziale Isolation als ausschlaggebend. Als Psychoneuroimmunologe weiß ich, welch enorme Auswirkungen die Psyche auf das Immunsystem hat. Und da fällt mir sofort auf, dass wir jetzt schon 13 Monate mit COVID-19 zu tun haben und die Bevölkerung ebenso lange ganz schön viel Angst und Panik erlebt hat. Die Menschen sind zunehmend depressiv und verängstigt.

GW: *Lässt sich das belegen?*

CS: Eine Studie der Donau-Krems-Universität an 1.009 Befragten nach dem ersten Lockdown im März 2020 hat gezeigt, dass im Vergleich zur Zeit vor dem Lockdown depressive Symptome von etwa vier auf über zwanzig Prozent und Angstsymptome von fünf auf 19 Prozent angestiegen sind. Das ist ein vier- bis fünffacher Anstieg. Zudem litten 16 Prozent unter Schlafstörungen. Neuere Daten zeigen ein weiteres Ansteigen der psychischen Symptome nach dem dritten Lockdown im Winter 2020/2021 auf das Fünf- bis Sechsfache im Vergleich zur Zeit vor der Krise. Von rund 1.500 Befragten leidet aktuell rund 26 Prozent der österreichischen Bevölkerung an depressiven Symptomen. Das ist ein Viertel. 23 Prozent haben Angstsymptome und 18 Prozent Schlafstörungen.

GW: *Wie lautet Ihre Forderung?*

CS: Es kann nicht sein, dass wir, um Opfer zu vermeiden, einerseits das Virus eindämmen wollen, andererseits aber das zur Abwehr von COVID-19 so wichtige Immunsystem so massiv schwächen, dass das Infektionsrisiko erst recht steigt. Das ist für mich das Paradoxe an der Situation und das spreche ich immer wieder an.

REDE AUF QUERDENKER-DEMO
IN INNSBRUCK

INNSBRUCK, 24. 10. 2020
CHRISTIAN SCHUBERT

ICH MÖCHTE ZUNÄCHST ETWAS KLARSTELLEN: Ich trete hier als Privatperson auf und nicht als Mitarbeiter der Medizinischen Universität Innsbruck. Das finde ich schade, gerade in diesen Zeiten, wo so viel wissenschaftliche Unklarheit herrscht, ist Meinungsfreiheit an den Universitäten doch so wichtig, um in der Forschung voranzukommen. Weiterhin bin ich weder links- noch rechtsradikal und gehöre auch keinem politischen Lager an, im Gegenteil: Die COVID-19-Krise hat mein Misstrauen den Regierenden gegenüber, ob in diesem Land oder in anderen Ländern, nur noch gesteigert.

Corona deckt vieles auf, was bisher in unserer Gesellschaft unter der Oberfläche schlummerte.

Auch ist mir wichtig, eingangs zu betonen, dass ich der Einladung hierher, zu den psychischen Folgen der Corona-Krise zu sprechen, gerne nachgekommen bin, unter anderem aus einem ganz einfachen Grund: Wenn wir jetzt nicht aufstehen und unserem Unmut gegenüber den Maßnahmen zur Eindämmung des Virus friedlich, aber bestimmt Ausdruck verleihen, dann können jene, die über unsere Köpfe hinweg und mittels Eingriff in unsere Grundrechte unser Leben der letzten Monate bestimmt haben, möglicherweise noch Jahre so weitermachen. Und das möchte ich in jedem Fall im Sinne meiner demokratischen Gesinnung und meines Drangs nach Freiheit verhindern.

Wenn in der Ankündigung von »Für eine *Rasche Aufdeckung der Betrugsvorgänge* rund um die COVID-19-Maßnahmen/Impfaktionen« die Rede ist, dann klingt das zunächst einmal harsch und viele mögen sich mit diesem Wort »Betrugsvorgänge« nicht unbedingt anfreunden können, ja gar an die derzeit gerne verunglimpften Verschwörungstheoretiker denken. Aber eines kann ich Ihnen klar sagen: Mit den unverhältnismäßigen Maßnahmen zur Eindämmung des neuartigen Corona-Virus drohen Generationen von Menschen um ihre Zukunft *betrogen* zu werden, alte Menschen, die ihren Lebensabend in Einsamkeit verbringen müssen, Erwachsene, die um ihr Erspartes bangen und in schwere existenzielle Krisen gestürzt werden und Kinder und Jugendliche, die um ihre gesunde Entwicklung und ihre Zukunft gebracht werden – dies betrifft mich derzeit am meisten, weil ich als Vater von zwei Kindern täglich mit den wachsenden Unsinnigkeiten der Regierung und ihrer verbeamteten Exekutive konfrontiert bin.

Ich möchte das Wort »Unverhältnismäßigkeit« in den Mittelpunkt meiner Rede stellen. Unverhältnismäßigkeit heißt in der Medizin, wenn die Maßnahmen, die zur Behandlung einer Krankheit eingesetzt werden, schädlicher sind als die Krankheit selbst. Diese Ansicht vertrete ich zutiefst, man schießt derzeit mit Schrot auf Spatzen und riskiert damit einen gewaltigen Kollateralschaden. Aber es gibt noch eine ganze Reihe weiterer Beispiele für »Unverhältnismäßigkeit« in der COVID-19-Krise. Mit »Unverhältnismäßigkeit« hat für mich als Wissenschaftler bereits die Krise im vergangenen Feber begonnen, als ich mich des Eindrucks nicht erwehren konnte, dass mit den Zahlen, die tagtäglich zu den Corona-Infizierten, Kranken und Toten von den Medien veröffentlicht wurden, irgendetwas nicht stimmen konnte, da sie nicht wissenschaftlich sauber in Relation zueinander gebracht wurden. Die Erkrankungs- und Sterberaten bei COVID-19 wurden auf diese Weise deutlich höher berichtet, als angenommen werden konnte. Als dann in weiterer Folge die hohen Todeszahlen, die aus

Italien und später auch aus den USA gemeldet wurden, einfach so als drohendes Szenario auch für unser Land dargestellt wurden, war dies für mich ein weiteres Beispiel für »Unverhältnismäßigkeit«. »Kann man denn die Gesundheitssysteme in diesen Ländern, die kulturellen und gesellschaftlichen Unterschiede so einfach auf unsere umsetzen?«, fragte ich mich. War dies nicht von Medizin und Politik zu einfach gedacht, verallgemeinernd und eben unverhältnismäßig?

Spätestens als dann immer klarer wurde, dass das neuartige Corona-Virus einen Großteil der Menschheit unbeschadet lässt, ja viele Menschen gar nicht wussten, dass sie sich mit dem Corona-Virus infizierten, die Maßnahmen zur Eindämmung aber in Form von Shut- und Lockdown in einer nie dagewesenen drastischen Form durchgeführt wurden, spätestens dann war ich sehr beunruhigt und dachte mir, dass nun die »Unverhältnismäßigkeit« bei COVID-19 ein Level erreicht hatte, das ich nicht mehr tolerieren konnte. Monate später kam für diese Beobachtung der Beweis in Form einer Studie, die von der Medizinischen Universität Innsbruck in Ischgl durchgeführt wurde: 1.473 Probanden, also rund achtzig Prozent der Ischgler Bevölkerung, nahmen im April an einer Studie der Medizinischen Universität Innsbruck teil. Es zeigte sich, dass 42 Prozent der untersuchten Bürger (625) Antikörper auf das Corona-Virus entwickelt hatten. Der weltweit höchste bisher publizierte Wert und Zeichen einer zumindest lokalen Herdenimmunität, laut der Direktorin des Instituts für Virologie, DOROTHEE VON LAER. Antikörper im Blut gelten als Nachweis für eine durchgemachte Infektion. Auffällig war auch, dass von den positiv auf Antikörper getesteten Personen zuvor nur 15 Prozent (6) die Diagnose erhalten hatten, infiziert zu sein. Also umgekehrt bei 85 Prozent derjenigen, die die Infektion durchgemacht hatten (531), war das unbemerkt geschehen, vor allem bei Kindern. Von Ischgls Einwohnern sind in dieser Zeit nur neun wegen COVID-19 im Krankenhaus gewesen (0,63 Prozent) und zwei daran verstorben, also 0,1 Prozent der Bevölkerung oder einer von 1.000 Einwohnern. Und wohlgemerkt: Da galten noch keine großen Auflagen wie Maskenschutz, Distanz und Quarantäne. Die Menschen lebten und infizierten sich und wurden kaum krank.

Was für eine »Unverhältnismäßigkeit«! Natürlich sind die Zahlen nicht überall gleich, aber eines lässt sich klar sagen, nur sehr wenige Menschen und von diesen wiederum vor allem die Vorerkrankten und die alten Menschen sind durch das neuartige Corona-Virus wirklich gefährdet. Das ist eine sehr geringe Zahl.

Die Regierungen in Deutschland und Österreich, also in Ländern mit sehr guter medizinischer Infrastruktur, hören aber nicht auf, uns weismachen zu wollen, dass es sich beim neuartigen Corona-Virus um eine Art Killervirus handelt, vor dem man sich auf alle erdenklichen Arten schützen muss – und zwar um jeden Preis!

Und am Narrativ vom bösen Virus scheint weiter gestrickt zu werden. Nun wird seit dem Sommer getestet und getestet und getestet, und es passiert, was passieren musste: Die Infektionszahlen steigen und steigen und steigen. Denn, wie wir alle wissen: Man findet beim häufigen Testen mehr, als man finden würde, wenn man nicht oder nur wenig testet. Eine Binsenweisheit – eigentlich. Die neuerlich gestiegenen Infektionszahlen halten wiederum die Angst der Bevölkerung aufrecht, man würde ja sonst allzu unbesorgt werden – hört man von Seiten der Medizin, der Regierungen und der Medien. Schaut man jedoch gegenwärtig auf die steigenden Fallzahlen weltweit, fällt auf, dass es im Verhältnis dazu nur sehr wenige COVID-19-Erkrankte oder gar -Tote gibt. Wieder so ein Beispiel für die »Unverhältnismäßigkeit« im Zusammenhang mit dem COVID-19-Phänomen.

Mich erinnert die derzeitige Situation mit der Testerei, den so »produzierten« Infektionszahlen und der damit verbundenen Angst- und Panikmacherei an andere Bereiche der Medizin. Will beispielsweise die Pharmaindustrie die Absatzzahlen für ihre

Produkte steigern,»erfindet« diese durchaus auch einmal eine neue Krankheit, bei der ein ebenfalls rasch entwickeltes, neues Medikament sicher wirkt. Lassen Sie mich das skandalöse Vorgehen der Industrie an einer bei Kindern schon länger»grassierenden«Krankheit aufzeigen: ADHS. Das Folgende liest sich wie ein Rezept zur Geldmacherei auf Kosten der Kleinsten und Hilflosesten:

▶ Man nehme einige typische Verhaltensauffälligkeiten bei Kindern, zum Beispiel Probleme mit der Aufmerksamkeit, Impulsivität und Selbstregulation, manchmal kommt zusätzlich starke körperliche Unruhe (Hyperaktivität) hinzu, und schnüre sie zu einem Paket, einem sogenannten»Syndrom«.

▶ Man erstelle eine Liste aller mit diesem Syndrom in Zusammenhang stehenden, sogenannten»Symptome«.

▶ Man mache»eine Störung im Gehirn«, einen»genetischen«, einen»biologischen Defekt« (oder alles zusammen) für eben dieses»Syndrom« verantwortlich oder mitverantwortlich.

▶ Man bezeichne das Syndrom mit mehreren verschiedenen lateinischen und/oder griechischen Fachbegriffen, manchmal reichen auch komplizierte deutsche Wörter wie»Aufmerksamkeitsdefizit-/Hyperaktivitätsstörung«.

▶ Man kürze diese neu erfundenen Namen mit drei oder vier Buchstaben ab:»ADHS«.

▶ Man entwickle ein Präparat mit sympathisch klingendem Namen (das in der Herstellung wenige Cent kostet) und von dem man behauptet, es sei in der Lage, die»Symptome« des sogenannten»Syndroms« zu lindern:»Ritalin«.

▶ Man lasse gekaufte Psychiater, Ärzte und Wissenschaftler (intern»Mietmäuler« genannt)»Fachartikel« schreiben, sorge für deren Veröffentlichung in Fachorganen, halte Kongresse ab und fache eine breite öffentliche Diskussion darüber an.

▶ Man bringe Artikel über das neu entdeckte»Syndrom« und die»dabei helfenden Präparate« in der Presse unter (lukrative

Anzeigenaufträge der Pharmaindustrie in den jeweiligen Zeitschriften erleichtern die Bereitschaft zu redaktionellen Gefälligkeiten).

▸ Man initiiere oder unterstütze die Gründung von sogenannten »Selbsthilfegruppen« und offeriere großzügige finanzielle Zuwendungen, wenn diese im Gegenzug auch die gewünschten Pharmazeutika empfehlen.

▸ Wenn jemand der Sache auf die Schliche kommt, schütze man sich, indem man auf wissenschaftliche Studien verweise und auf die Kompetenz der Psychiatrie usw. Hilft das nichts, diffamiere man den Enthüller als »unwissenschaftlichen Verschwörungstheoretiker«, als »dubiosen Spinner«, »Scharlatan«, als »rechts- oder anderweitig Radikalen« oder als »eifernden Sektenanhänger« und beschuldige ihn (Beweise sind überflüssig), eigennützige Absichten zu verfolgen (https://www.kentdepesche.de/erfundene-krankheiten/).

KENNEN SIE DAS? AHNEN SIE, auf was ich hinauswill? Ich will der Industrie hier nicht unterstellen, dass sie das neuartige Corona-Virus in die Welt gesetzt hat, um dann den größten Reibach ihrer Geschichte zu schaffen, aber ich möchte darauf verweisen, dass es längst Trittbrettfahrer aus Politik, Industrie und Medizin geben dürfte, die den Corona-Hype gerne für ihre eigenen Vorteile nutzen. Die Politiker, die mit Hilfe von Medizin und Medien zuerst die Bevölkerung in Angst und Schrecken versetzen, sich dann zu großen Rettern und Beschützern inszenieren, haben längst schon, geht man von aktuellen Umfragewerten aus, viel Profit für ihre Machterhaltung geschaffen. Mediziner, die aus ihren Laboren zu Staatslenkern mutieren, verdienen Millionen und bekommen auch schon mal eine Bundesverdienstmedaille. Und die Pharmaindustrie – wie gesagt – reibt sich sicher schon die Hände. Eine Krankheit, die sich ständig aufgrund von Mutationen ihres verursachenden Agens, verändert, ist sowohl hinsichtlich Testung als auch hinsichtlich Impfung wohl die größte cash-cow ever! Wie schaffe ich beim Menschen das Bedürfnis, ein bestimmtes Produkt zu konsumieren, wo vorher kein Bedürfnis bestand? Diese Frage betrifft das Grundprinzip des Kapitalismus! Die Produkte sind hier die Testung und die Impfung gegen das neuartige Corona-Virus. Und das Bedürfnis speist sich aus der Angst vor Krankheit und Tod – je ängstlicher der Mensch, desto mehr wird er das Bedürfnis haben, sich impfen zu lassen. Das gehört bereits alles auch zu »Psyche und Corona«, dem Hauptthema meiner heutigen Rede, auf das ich nun noch spezieller eingehen möchte.

Die Stressoren der letzten Monate wie Shut- und Lockdown, Engegefühl in der Quarantäne, Existenzängste, Angst- und Panikmacherei, Verlust der Kontrolle und der Selbstbestimmung, Social Distancing usw. haben bereits deutliche Folgen für die Psyche der Bevölkerung nach sich gezogen.

Die ersten Zahlen aus Untersuchungen zu den psychischen Folgen der COVID-19-Maßnahmen sprechen für sich: Die Sigmund-Freud-Privatklinik fand an 1.000 Österreicher*innen, dass psychische Belastungen besonders Frauen, Städter, ärmere (bis zu 1.500 Euro Monatseinkommen) und junge Menschen betreffen. Die über 50-Jährigen sind deutlich weniger psychisch belastet. Etwa die Hälfte der Befragten sehen sich von der Krise psychisch überfordert. Vierzig Prozent leiden an Zukunftsängsten, 27 Prozent an generalisierter Angststörung. 58 Prozent meinen, dass ihre Selbstbestimmung weniger geworden ist. 33 Prozent beklagen einen Verlust an Lebensfreude. 15 Prozent trinken mehr Alkohol, 33 Prozent rauchen mehr.

Eine kürzlich durchgeführte Studie der Donau-Krems-Universität an 1.009 Österreicher*innen zeigt, dass in Österreich depressive Symptome von etwa vier Prozent auf über zwanzig Prozent und Angstsymptome von fünf Prozent auf 19 Prozent angestiegen sind.

1.000 Österreicher*innen im Alter von 16 bis 69 Jahren wurden von der *INTEGRAL* Marktforschung im Auftrag der *ICI (Initiative für evidenzbasierte Corona Information)* in einer Online-Umfrage zu den Corona-Maßnahmen befragt. Demnach kennen 61 Prozent der Österreicher*innen noch immer niemanden, der Corona-positiv getestet wurde. Dafür waren ganze 13 Prozent zeitweise arbeitslos seit dem Shutdown. Besonders hart hat es die jüngeren getroffen: Fast ein Viertel gab an, zeitweise arbeitslos gewesen zu sein. Befragt nach den Ängsten und Sorgen, rangiert die Angst vor wirtschaftlichen Problemen ganz oben. Fast 75 Prozent der Befragten nannte dies als größte Sorge. Eine eigene Erkrankung fürchten 43 Prozent der Befragten. Rund die Hälfte der Österreicher*innen hat Angst vor einer Zwangsimpfung (48 Prozent), vor einem Bildungsabbau und der Abschaffung des Bargelds (jeweils 51 Prozent) sowie vor einer Verschlechterung der medizinischen Versorgung (56 Prozent). Je 64 Prozent der Fünfzig bis 69-Jährigen haben Angst vor einer allgemeinen medizinischen Verschlechterung und vor einem neuerlichen Lockdown. Das verordnete »Social Distancing« zeigt nachhaltig negative Wirkung. Fast die Hälfte der Österreicher hat weniger oder sogar deutlich weniger Sozialkontakte als vor dem Lockdown. Für 15 Prozent wurden die Sozialkontakte sogar deutlich geringer – hingegen haben nur zwei Prozent eine deutliche Zunahme an Sozialkontakten für sich zu verzeichnen. Befragt nach den Gründen zum Tragen des Mund-Nasen-Schutzes sagen 81 Prozent der Österreicher*innen, sie würden es machen »weil es Vorschrift« sei. Hingegen glauben nur 65 Prozent, dass sie sich damit selbst schützen. 68 Prozent wollen damit andere schützen. 42 Prozent tragen den Mund-Nasen-Schutz nur deswegen, um nicht angefeindet zu werden. Ich sagte es ja: Corona deckt auf, wie es um unsere Gesellschaft steht.

Noch schlimmere Daten kommen von internationalen Studien. Es konnte nachgewiesen werden, dass Traumatisierungen während der Phase des Shut- und Lockdown zugenommen haben.

Beispielsweise körperliche, emotionale und sexuelle Gewalt. Der Zulauf zu Frauenschutzzentren war deutlich gesteigert. Studien zeigen zudem, dass vor allem vorgeschädigte Menschen schwerere psychische Erkrankungen erleiden. Diese dürften dann auch eher ein sogenanntes COVID-Stress-Syndrom entwickeln, eine Art posttraumatischer Belastungsstörung mit schweren psychischen und körperlichen Beschwerden. Das COVID-Stress-Syndrom dürfte hinter den häufig berichteten Langzeitsymptomen einer COVID-19-Erkrankung stecken. Aber auch die Suizidgefahr ist im Rahmen der COVID-19-Krise gestiegen, wofür hauptsächlich Einsamkeit und existentielle Krisen verantwortlich zeichnen dürften. Und wir stehen hier erst am Anfang. In den nächsten Monaten und Jahren dürften all diese Zahlen noch dramatisch zunehmen.

Was mich aber am meisten beunruhigt, sind die Auswirkungen der vergangenen und derzeitigen Maßnahmen zur Eindämmung des neuartigen Corona-Virus auf Kinder und Jugendliche. Noch gibt es keine Zahlen aus wissenschaftlichen Untersuchungen in Österreich. KATHRIN SEVECKE, Direktorin der Universitäts-Klinik für Kinder- und Jugendpsychiatrie an der Medizinischen Universität Innsbruck spricht jedoch jetzt schon davon, dass die Auswirkungen auf Kinder und junge Menschen »in jeder Hinsicht groß« seien. Es ist mit einer klaren Zunahme depressiver und angstbedingter Beschwerden bei Kindern und Jugendlichen zur rechnen. Der Kontakt mit Freunden, der soziale Austausch mit Gleichaltrigen und der regelmäßige Schulbesuch seien wichtige Elemente des kindlichen Alltags und der psychischen wie psychosozialen Gesundheit von jungen Menschen. »Ein längerer Ausschluss aus diesen Lern- und Erfahrungsräumen schädigt Kinder und Jugendliche in ihrer kognitiven, emotionalen und sozialen Entwicklung und hinterlässt Spuren, die schon jetzt sichtbar sind und sich auch für längere Zeit nach der Aufhebung der Restriktionen zeigen werden«, heißt es in einer aktuellen Stellungnahme der Österreichischen Gesellschaft für Kinder- und Jugend-psychiatrie, Psychosomatik und Psychotherapie.

Und? Wie reagieren die restliche Medizin und die Politik auf solche Aussagen? Als ob nichts geschehen wäre! Mit aktuell erneuten Schulschließungen und Homeschooling für unterschiedliche Altersklassen von Kindern und Jugendlichen. Mit verpflichtendem Mund-Nasen-Schutz bei Kindern und Jugendlichen. Mit körperlicher und sozialer Distanzierung der Kinder und Jugendlichen. Mit Strafandrohungen und Angstmache gegenüber den Kleinsten unserer Gesellschaft. »Wenn Ihr Euch nicht brav aufführt, gibt es kein Weihnachten«, hört man jetzt schon aus Regierungskreisen. Das alles erinnert an ein Menschenbild, von dem wir dachten, dass es der Vergangenheit angehöre. Corona deckt auf!

Wer nun glaubt, dass all die gezeigten psychischen Auswirkungen ohne körperliche Folgen blieben, der täuscht sich gewaltig. Hier ein weiteres Beispiel für die »Unverhältnismäßigkeit« der Corona-Maßnahmen: Ich bin Psychoneuroimmunologe und untersuche die Wechselwirkungen zwischen psychischen Faktoren und Faktoren des Immunsystems. Das Immunsystem ist, wie Sie alle sicher wissen, hauptverantwortlich dafür, dass wir mit Viren wie dem neuartigen Corona-Virus erfolgreich fertig werden. Das heißt, uns nicht infizieren oder, wenn man sich infiziert oder gar erkrankt, nur milde Symptome zu entwickeln. Es gehört mittlerweile zum Standardwissen der Psychoneuroimmunologie, dass chronisch gestresste Menschen sich leichter infizieren und eine schwerere Infektionskrankheit entwickeln. Und dass Menschen, die das Ganze entspannter sehen, ein geringeres Infektionsrisiko haben. Das kann auch für COVID-19 angenommen werden. Was für eine paradoxe Situation: Die Schulmedizin und der Staat geben vor, die Menschen vor COVID-19 schützen zu wollen, schaffen aber mit den zum Teil menschenverachtenden Maßnahmen zur Eindämmung der Pandemie die Grundlage dafür, dass die Bevölkerung sich leichter infiziert und sogar leichter an COVID-19 versterben dürfte.

Und die Kinder und Jugendlichen, die ja eigentlich äußerst selten an COVID-19 erkranken? Die bekommen die gesundheitliche Rechnung höchstwahrscheinlich Jahrzehnte später präsentiert. Während die Inkubationszeit für das neuartige Corona-Virus einige Tage umfasst, dauert die psychische Inkubationszeit für das Auftreten psychoneuroimmunologischer Entwicklungsstörungen deutlich länger.

Es ist aus der Forschung der Psychoneuroimmunologie zu erwarten, dass Kinder und Jugendliche, die jetzt im Rahmen der Maßnahmen zur Eindämmung von Corona traumatisiert werden, früher sterben werden als ohne COVID-19-Maßnahmen-Trauma. Traumatisiert, weil sie während des Shutdowns mit ihren existenzbedrohten und verängstigten Eltern in engsten Verhältnissen, ohne Ausweg, zusammenleben mussten und/oder weil sie körperlichen, emotionalen und sexuellen Übergriffen ausgesetzt waren und/oder weil sie den coronabedingten Suizid eines nahen Angehörigen miterleben mussten und/oder weil sie das würdelose Sterben der Großeltern begleiten mussten und/oder: Diese Liste ließe sich beliebig verlängern. Erleben Kinder und Jugendliche sechs oder mehr dieser schwer belastenden Lebensereignisse, ist davon auszugehen, dass sie bis zu zwanzig Jahre ihres Lebens verlieren.

Weiß das die Schulmedizin? Nein. Weil sie Körper und Geist trennt und Menschen dann zu reparieren versucht, wenn sie krank geworden sind, sich aber nicht früh genug darum kümmert, dass Menschen gar nicht erst krank werden.

Ein Medizinskandal! Medizin und Politik tun alles dafür, einen sehr, sehr kleinen Teil unserer Gesellschaft vor Krankheit und Tod zu schützen und setzen mit den dabei eingesetzten Maßnahmen Millionen Lebensjahre unserer Kinder und Jugendlichen aufs Spiel. Ich könnte aus der Haut fahren bei so viel Nicht-Wissen und – was noch viel schlimmer ist – Ignoranz der Standesvertreter!

Ich bin Mediziner und dazu Psychologe und Psychotherapeut und schäme mich mittlerweile für viele meiner Kollegen und Kolleginnen. Seht Ihr denn nicht, welches soziale und seelische Leid die COVID-19-Krise über die Menschen jeder Altersgruppe bringt? Und wenn ja, warum handelt Ihr nicht als Vertreter des Gesundheitssystems und fordert hier und jetzt einen Stopp der unmenschlichen Maßnahmen zur Eindämmung eines Virus, das nur einen sehr kleinen Teil unserer Gesellschaft erkranken und einen verschwindend kleinen Teil sterben lässt? Sind die psychischen und sozialen Folgen der Maßnahmen möglicherweise nicht so wichtig wie die biologischen? Glaubt Ihr das wirklich? Jetzt werden Milliarden Euros in die Testungen gesteckt und später in die Impfungen, und was ist mit den psychisch und sozial Geschädigten?

Wird dann noch genug Geld übrig sein, um diesen Menschen aus ihren schwerst belastenden Situationen zu helfen, um sie von ihren schlimmsten Albträumen zu befreien?

Betrachte ich unser jetziges Gesundheitssystem und die im Vergleich zu den schulmedizinischen Investitionen lächerlichen finanziellen Ressourcen für psychologische Interventionen, dann nein, es wird nicht genug Geld da sein, um psychisch Kranken und sozial Geschädigten zu helfen. Ich habe schon eingangs gesagt: Corona deckt auf, es deckt die schlimmsten Missstände in unserer Gesellschaft auf. Dazu gehört für mich eine Medizin, die nach über 300 Jahren immer noch so tut, als ob der Mensch eine Maschine sei. Es ist die größte »Unverhältnismäßigkeit« der derzeitigen Covid-19-Krise: die skandalöse Missachtung psychischer, gesellschaftlicher und kultureller Aspekte im Zusammenhang mit Corona.

Was kann man jetzt tun, um diese – wohlgemerkt aus den Maßnahmen zur Eindämmung des neuartigen Corona-Virus und nicht direkt vom Corona-Virus ausgehenden – drohenden, verheerenden Folgen für unsere Gesundheit abzumildern?

1. Information, Information, Information! Je mehr wir uns in alternativen Medien zu alternativen Ansichten zur Bekämpfung des neuartigen Corona-Virus schlau machen, desto – Wissen ist Macht! – mehr Kontrolle über das, was mit uns gemacht wird, werden wir erlangen. Kontrollerleben ist ein wichtiger Faktor zur Stärkung des Immunsystems.

2. Die Schulmedizin und die Politik trachten danach, Menschen zu steuerbaren Befehlsempfängern zu machen, ohne Eigenverantwortung und ohne Selbstbestimmtheit. Lassen Sie uns gemeinsam aufstehen und weiter gegen die menschenverachtenden Maßnahmen, gegen COVID-19 anrennen. Selbstbestimmtheit ist ein weiterer psychischer Faktor zur Stärkung des Immunsystems.

3. Zusammenhalten! Der Zusammenhalt, das damit verbundene soziale Miteinander, die soziale Integration und soziale Unterstützung sind die wichtigsten Immunbooster, die eine ganzheitliche Medizin zu bieten hat. In diesem Sinne haben Sie heute das Beste für Ihr Immunsystem getan. Sie gehören zu jenen Menschen, um deren psychische und körperliche Gesundheit ich mir in diesen Zeiten am wenigsten Sorgen mache. Danke für Ihre Aufmerksamkeit!

TEIL 4 | DIE FOLGESCHÄDEN FÜR DIE KINDER

GENERATION LOCKDOWN

CICERO, 04/2021

MORITZ GATHMANN,
RALF HANSELLE,
ANTJE HILDEBRANDT,
ALEXANDER MARGUIER

Die Folgeschäden des Lockdowns unter Kindern und Jugendlichen sind erheblich. Haben wir die Älteren geschützt – und dabei die Jugend vergessen?

NEUN UHR MORGENS IN DER KINDER- und Jugendarztpraxis von JAKOB MASKE in Berlin-Schöneberg. Wenn die Tür aufgeht, wartet in normalen Wintern bereits eine lange Schlange schniefender und hustender Kinder im Treppenhaus, daneben ihre gestressten Eltern. In einer normalen Erkältungssaison, sagt Maske, seien es bis zu 200 Kinder pro Tag. Seit Corona aber ist das anders: Jetzt kommen nur um die fünfzig, die Kinder sind viel weniger krank. Ein positiver Effekt der Schul- und Kitaschließungen, wie man meinen könnte. Wenn weniger Kinder zusammensitzen, stecken sich auch weniger Kinder an.

Eigentlich müsste das den freundlichen Kinderarzt mit den zum Zopf zurückgebundenen Haaren freuen, doch nicht nur MASKE bemerkt auch anderes bei den kleinen Patienten: Die akuten Folgen des Lockdowns sieht man in seiner Praxis mit bloßem Auge. Praktisch alle Kinder, die der Kinderarzt auf die Waage stellt, haben überdurchschnittlich zugenommen. MASKE trägt die Entwicklung sorgfältig in eine Kurve ein: Bei »normalen« Zunahmen setzt er Zahlen ein, geht es drüber, sind es Sternchen, dann kommen die Ausrufezeichen.»Manche Kinder haben bis zu dreißig Kilo zugelegt in einem Jahr«, sagt MASKE. Die Gründe liegen auf der Hand: mangelnde Bewegung, Eistee, Chips und Fastfood anstatt mindestens einmal pro Tag ein gesundes Essen in Kita oder Schule. Und MASKE sieht in seiner Praxis, in deren Einzugsbereich neben Sozialwohnungen auch gehobene Altbauviertel liegen, wie wichtig das Umfeld der Kinder ist:»Je schlechter die soziale Lage, desto gravierender ist das Problem.«

So entstehen Schäden, die im schlimmsten Fall irreparabel sind. Bei vielen Kindern wird das Übergewicht vermutlich bleiben, bei manchen wird es sich noch verschlimmern. Das kann besonders dann passieren, wenn den Eltern die Ressourcen fehlen, um gegenzusteuern, oder wenn es an Problembewusstsein mangelt.

Viele Eltern haben ihre Kinder im letzten Jahr aus den Sportvereinen abgemeldet. Wozu noch zahlen, wenn ohnehin kein Training stattfindet? Der Landessportbund Niedersachsen meldete jüngst, dass einige Vereine bereits mehr als zwanzig Prozent der Mitglieder verloren hätten.

Die Alternative bei vielen Jugendlichen: Medienkonsum bis spät in die Nacht.»Manche Kinder verbringen pro Tag zweistellige Stundenzahlen an Handy und Computer. Es wird schwer, das wieder zurückzuschrauben«, warnt Kinderarzt MASKE.

Corona hinterlässt eben tiefe Narben. Zwar durften nach dem monatelangen Lockdown viele Schüler im März wieder im Wechselunterricht in die Schulen und Kleinkinder in die Kitas. Aber es gibt Dinge, die sich nicht so leicht zurückdrehen lassen. Die Folgeschäden durch die Pandemie, genauer gesagt durch die Maßnahmen gegen die Pandemie, reichen schon jetzt weit in die Zukunft hinein. Laut einer Studie der Hildesheimer Kindheits- und Jugendforscherin SABINE ANDRESEN, die auf einer Befragung von über 7.000 jungen Menschen zwischen 15 und dreißig

Jahren beruht, haben 45 Prozent der Befragten derzeit Angst vor der Zukunft – nicht nur der individuellen, ebenso vor der gesellschaftlichen und der globalen. Die Pandemie hat die Aussicht auf die eigene Zukunft nachhaltig beschädigt. Hoffnungen verwandelten sich bei vielen aus den sogenannten Generationen Y und Z in Ängste, aus Möglichkeiten wurden Beschränkungen.

Besonders bei Jugendlichen hat MASKE in seiner Praxis seit letztem Frühjahr eine Häufung von Depressionen und Zwangsstörungen beobachtet. »Die Kinder leiden unglaublich darunter, dass sie ihre Freunde aus Schule und Kita nicht sehen«, sagt der erfahrene Kinderarzt.

Erste Studien bestätigen seine Erkenntnisse: Laut der sogenannten Copsy-Studie der Universitätskliniken Hamburg-Eppendorf leidet ein Jahr nach Beginn der Pandemie jedes dritte Kind unter psychischen Auffälligkeiten, Tendenz steigend. Verstärkt seien depressive Symptome und psychosomatische Beschwerden zu beobachten. Eine Studie der Donau-Universität-Krems kommt zu noch alarmierenderen Ergebnissen: Während ältere Menschen die aktuelle Situation psychisch relativ stabil durchlebten, habe sich bei den jungen die Zahl der schweren depressiven Fälle seit dem vergangenen Jahr verzehnfacht. Die Redaktion der Website krisenchat.de wies darauf hin, dass rund zwanzig Prozent der 7.300 hilferufenden Kinder und Jugendlichen 2020 Suizidgedanken gegenüber den Ersthelfern der Plattform geäußert hätten.

»Wahrscheinlich wird es am Ende eine Minorität an Kindern sein, die keine Langzeitfolgen davontragen werden«, glaubt der Hamburger Kinderpsychiater ANDREAS KRÜGER.

Und was sind vor diesem Hintergrund schon ein paar Kilo auf der Waage? Zwar hat auch der 18-jährige SIMONE ESPOSITO, der wegen eines Augenleidens im Warteraum von MASKES Praxis sitzt, körperlich etwas zugelegt, von der Veranlagung aber ist und bleibt er ein langer Schlaks. Der Berliner hat andere Probleme. Ihm fehlt die Energie. Nicht mal mehr zum Computerspielen reicht es. »Ich bin inzwischen total demotiviert«, sagt der Gymnasiast, der in wenigen Wochen Abitur machen soll. Freunde treffe er höchstens noch einmal die Woche, und an die frische Luft gehe er auch nur noch selten: »In letzter Zeit gab es einige Tage, an denen ich überhaupt nicht draußen war.«

SIMONE wohnt mit drei Geschwistern und seiner Mutter in einer Vierzimmerwohnung in Schöneberg. Um sich zu konzentrieren, setzt er sich seine Noise-Cancelling-Kopfhörer auf. Und dennoch fällt es ihm immer schwerer, aufmerksam zu bleiben. »Der Tag hat überhaupt keine Struktur mehr«, klagt SIMONE. Ins Bett geht er zwischen elf und zwei Uhr nachts. Morgens versucht er trotzdem, pünktlich aufzustehen. Dann beginnen die stundenlangen Videokonferenzen – bis in den Nachmittag hinein. Aber auch danach bliebe ständig das Gefühl, irgendwas noch nicht erledigt zu haben. »Man kann sich überhaupt nicht mehr entspannen.«

Auf einer Internetplattform haben SIMONES Altersgenossen festgehalten, wie sehr sie mittlerweile von der Situation überfordert sind: Die Leistungen in der Schule gehen runter, als Ältere müssen sie sich um die kleineren Geschwister kümmern, die Eltern sind nur noch gestresst. Und immer wieder die Klage über den völligen Verlust von Struktur: »Ich bin so unglaublich fertig und überarbeitet, dass ich öfters in meinem Zimmer sitze und einfach zusammenbreche«, schreibt da ein User. Und ein anderer: »Man kann nicht sechs Stunden hintereinander auf den Bildschirm starren! Es geht nicht. Bitte verstehe doch einer, dass man irgendwann einfach nicht mehr kann!«

Sind die Kinder also längst am Limit? Haben wir vor lauter Sorge um die Alten und Vorerkrankten in der Corona-Krise all jene aus den Augen verloren, die ebenfalls unseren Schutz erhalten sollten: die Kinder und Jugendlichen? Die Berichte über die psychischen wie physischen Belastungen der Jüngsten jedenfalls häufen sich. Schülersprecher schlagen bundesweit Alarm, weil sich die Schüler von der Gesellschaft abgehängt fühlen: In Berlin ergab eine Umfrage unter 7.500 Kindern, dass drei von vier Schülern über einen »gefühlten Kontrollverlust in ihrem Leben« berichten. Fast die Hälfte gibt als Bildschirmzeit über acht Stunden an, zwei Drittel registrieren einen beeinträchtigten Schlafrhythmus, über die Hälfte hat ihre Tagesstruktur verloren. Ärzte und Psychologen weisen auf ein Leiden hin, das sich nahezu ungesehen und dennoch unter unseren Augen abspielt: die sukzessive Vereinsamung einer ganzen Alterskohorte.

DASS ES AUCH ANDERS GEGANGEN WÄRE, zeigen unsere Nachbarn, die Schweizer: Dort blieben in der zweiten Corona-Welle Schulen und Kitas geöffnet. Die Schweiz behalf sich im Kampf gegen das Virus mit anderen Einschränkungen – und kam nicht schlechter als Deutschland durch den Winter. So sieht eine Politik aus, die bei aller Sorge um die Älteren die psychische und physische Gesundheit der Kinder nicht vergisst. Und dadurch auch den Eltern hilft: Wer in diesem Winter Wochen und Wochen im Homeoffice mit großen und kleinen Kindern verbracht hat, weiß, wie das an den Kräften zehrt.

Aber es gibt auch Gegenden in Deutschland, wo der Lockdown Lehrer, Eltern und Schüler nicht in den Wahnsinn getrieben hat: keine Fragen, keine Beschwerden, keine Alarmrufe. ULRIKE VOGES, eine Grundschullehrerin aus dem baden-württembergischen Flecken Rettigheim, sagt, sie habe es anfangs gar nicht glauben können. Ihre Drittklässler waren schon seit Wochen im Homeoffice, doch von den Eltern kam kaum Feedback. Es lief alles nach Plan. Jeden Montag lieferten die Kinder ihre ausgefüllten Arbeitsblätter in der Schule ab und nahmen dann neue mit nach Hause. Einen Plan für die Woche gab es auch. Den kannten die Kinder schon aus der Zeit vor der Pandemie. Selbstständiges Arbeiten waren sie gewohnt.

Nur dass sie jetzt an ihrem Schreibtisch zu Hause saßen und nicht in ihrem Klassenzimmer. Die Rettigheimer Grundschule ist ein flacher Zweigeschosser mitten im Dorf. Fachwerkhäuser schmiegen sich an eine hügelige Landschaft im Weinanbaugebiet. Bis nach Heidelberg sind es zwanzig Kilometer. Die Schule hat nur 100 Schüler, die Klassen sind überschaubar. ULRIKE VOGES unterrichtet 16 Drittklässler. Das sind paradiesische Verhältnisse. In Berlin liegt die Grenze bei 26.

Überstunden? Krisengespräche mit Eltern? Sorgen um Kinder, die plötzlich vom Radar verschwinden? Schüler, die geschlagen werden? Angeblich sieht so der Alltag für viele Lehrer, Eltern und Kinder in der Pandemie aus. Ein Leben an der Belastungsgrenze. Voges kennt derlei Probleme nur vom Hörensagen. Sie hat auch die Warnungen von Psychologen und Erziehungswissenschaftlern gehört, dass in der Pandemie eine ganze Generation von Bildungsverlierern heranwachse. Sie aber schüttelt den Kopf. Nein, sie finde sich und ihre Schule in solchen Statistiken und Berichten nicht wieder. Oh, wie schön ist Rettigheim!

In der Pandemie wird deutlich, wovor Bildungswissenschaftler schon seit Jahren warnen: In kaum einem anderen Land hängt der Bildungserfolg so stark von der Herkunft ab – und in kaum einem anderen Land wächst die Zahl der benachteiligten Kinder so stark wie in Deutschland. Von 2006 bis 2018 stieg sie von 25,2 Prozent auf 32,3 Prozent. Die Corona-Krise, heißt es bei der Gewerkschaft Erziehung und Wissenschaft, habe diesen Trend verschärft; Lehrerverbände warnen, die soziale Schere gehe in der Pandemie noch weiter auseinander: hier die Bildungsgewinner, dort die Verlierer.

Hier Berlin, dort Rettigheim? Ganz so leicht ist es vermutlich nicht. ULRIKE VOGES weist nachdrücklich darauf hin, dass ihre Grundschule auch für den ländlichen Raum eine Ausnahme sei. Rettigheim liegt im Einzugskreis des Software-Konzerns SAP in Walldorf, hohe Akademikerrate, viele Gutverdiener. Kaum eine Familie lebt zur Miete, viele haben eigene Wohnungen oder Häuser, die meisten sogar mit eigenem Garten und einige mit eigenem Pool. Und auch dieses Dorf ist kein Bullerbü. Auch hier gibt es Kinder, die sitzen bleiben, weil zu Hause keiner ist, der ihnen helfen kann. Aber ihre Zahl ist überschaubar. Doch Rettigheim ist eben nicht überall. Jenseits der Idyllen gibt es Schulausfälle, Lernlücken, technische und vor allem soziale Probleme. Der monatelange Unterrichtsausfall hat längst Auswirkungen auf den künftigen Wohlstand der betroffenen Schülergeneration. Das Münchner Institut für Wirtschaftsforschung (Ifo) hat sich ausführlich mit den negativen Effekten der Schulschließungen beschäftigt und kommt zu erschütternden Ergebnissen. Fest steht,»dass ausbleibender Schulunterricht die Kompetenzentwicklung und den zukünftigen Arbeitsmarkterfolg dauerhaft schmälert«, so Ifo-Bildungsexperte LUDGER WÖSSMANN. In einer Studie über die Folgekosten ausbleibenden Lernens hält WÖSSMANN fest, dass der Verlust von bereits einem Drittel des Schuljahrs über das gesamte Berufsleben gerechnet im Durchschnitt mit rund drei bis vier Prozent geringerem Erwerbseinkommen einhergehe.

Zwar könnte man denken, dass es so schlimm schon nicht kommen werde, weil ja alle Kinder und Jugendlichen gleichermaßen betroffen sind und sich deren Defizite am Ende womöglich ausgleichen. Doch das ist ein Trugschluss, der auf der irrigen Annahme eines in seiner Größe feststehenden volkswirtschaftlichen»Kuchens« basiert, stellt WÖSSMANN klar. Denn der»Kuchen« schrumpft natürlich, wenn alle ein geringeres Bildungsniveau erreichen:»Die gesamte Volkswirtschaft leidet, nicht zuletzt durch höhere Belastungen der sozialen Sicherungssysteme und ausfallende Steuereinnahmen für gesellschaftliche Aufgaben.«

Erschwerend kommt hinzu, dass wegen des langen Unterrichtsausfalls Schüler aus ohnehin unterprivilegierten Milieus die Lernlücke besonders hart zu spüren bekommen. Während

Jugendliche mit bildungsbürgerlichem Hintergrund meist auf elterliches Homeschooling zählen können oder zumindest regelmäßig am Distanzunterricht teilnehmen, fehlt es anderswo oft schon an den dafür notwendigen Computern – und erst recht an der Möglichkeit, die täglichen Aufgabenblätter auszudrucken. Ganz zu schweigen davon, dass in vielen Migrantenfamilien kein Deutsch gesprochen wird und sich die Schreib- und Lesekompetenz der betroffenen Kinder entsprechend zurückentwickelt.»Geschlossene Schulen bedeuten also nicht nur Stillstand, sondern starken Rückschritt«, schlussfolgert Ifo-Bildungsexperte WÖSSMANN.

Für ein Land wie die Bundesrepublik, das bereits heute unter Fachkräftemangel leidet und auch als Industrie- und Hightech-Standort in Zukunft nichts dringender braucht als topausgebildete Arbeitnehmer oder Entrepreneure, sind das verheerende Nachrichten. Einer Modellrechnung des Ifo-Instituts zufolge summieren sich die gesamtwirtschaftlichen Verluste wegen des Kompetenzausfalls der aktuellen Schülergeneration auf mehr als 2,5 Billionen Euro – bzw. 1,3 Prozent des künftigen Bruttoinlandsprodukts. Allein schon aus diesem Grunde müsste der Staat längst gegengesteuert haben. Doch nichts dergleichen ist passiert.

Einen »Bildungsschutzschirm« für Jugendliche, der speziell auf die Pandemie-Situation abhebt, fordert deshalb MARGIT STUMPP, bildungspolitische Sprecherin der Grünen-Fraktion im Bundestag: »Es geht darum, dass endlich die materiellen und organisatorischen Voraussetzungen geschaffen werden, damit die Schulen nicht nur in Präsenz wieder öffnen können, sondern Versäumtes so gut wie möglich nachholen können.« Insbesondere Kinder, die vor einem halben und vor anderthalb Jahren in die Schule gekommen sind, hätten bisher praktisch kein »normales« Schulleben und verlässlichen Regelunterricht kennengelernt – und seien während ihrer gesamten verbleibenden Grundschulzeit auf zusätzliche pädagogische Begleitung angewiesen.»Für so etwas könnte man Studentinnen und Studenten engagieren, Freiwillige mit pädagogischer Erfahrung, aber eben auch versierte Pensionärinnen und Pensionäre, die immer wieder an den Schulen aushelfen könnten und dies auch gern tun würden.«

Doch Fehlanzeige: Erst jetzt ist überhaupt von einem Aktionsplan »Bildungsrückstände beheben« die Rede, für den sich Bundesbildungsministerin ANJA KARLICZEK (CDU) offenbar mit den Vertretern der Kultusministerkonferenz zusammengetan hat. Aus dem Ministerium selbst ist dazu nichts zu erfahren, dabei sind sämtliche Probleme längst absehbar gewesen. »Ich finde es erschütternd, wie wenig da von Seiten der Bundesregierung kommt«, konstatiert Bildungspolitikerin STUMPP: »Insbesondere bei Frau KARLICZEK herrscht da totale Ambitionslosigkeit.« Die Ministerin spreche von einer angeblichen Aufbruchsstimmung im Bildungsbereich, obwohl dort in Wahrheit Resignation vorherrsche. »Denn es läuft am Ende darauf hinaus, dass die Lehrkräfte sich selbst überlassen sind, wenn es jetzt darum geht, die Lernrückstände bei den Schülerinnen und Schülern irgendwie wieder aufzuholen.«

Am härtesten wird es diejenigen treffen, die ohnehin im Abseits stehen. Die Kinder und Jugendlichen aus Hellersdorf zum Beispiel, einer Großwohnsiedlung am östlichen Stadtrand Berlins, in die die DDR in den 1980er Jahren ihre Arbeiter verpflanzt hatte. Hoch aufgereiht stehen hier noch immer ihre Plattenbauten: Straßenzug neben Straßenzug, gerastert wie Beelitzer Spargel.

31,3 Prozent der unter 15-Jährigen, so steht es im Sozialbericht des Bezirks, beziehen in Hellersdorf Transferleistungen. Das Medianeinkommen ist mit 2.647 Euro brutto das geringste in der ganzen Stadt. Und das vielleicht Schlimmste: Auch das Virus liebt den sozialen Nachteil. Eine Untersuchung des Münchner Epidemiologen ULRICH MANSMANN hat gezeigt, dass das Risiko, an COVID-19 zu versterben, in sozial benachteiligten Regionen teilweise doppelt so hoch ist wie in wohlhabenderen Gegenden.

Pastor BERND SIGGELKOW, 56, hat hier 1995 das Kinder-
und Jugendwerk *Die Arche* gegründet. Was damals in einem he-
runtergekommenen Plattenbau am Rande der alten Wohnmaschi-
nen begann, das hat sich längst zu einem stabilen Notnagel für
Kinder in der gesamten Republik entwickelt. Für die 120 Kinder
aus Hellersdorf, die seit Jahren schon zur *Arche* pilgern, ist es
nahezu alles.

»Schön, dass du da bist!« Wie oft hat das Arche-Team in den
letzten Jahren dieses wohlige Gefühl in den Kindern wachrufen
können. Doch dann kam der 22. März letzten Jahres: der erste
Lockdown, die Kontaktverbote. Während das Robert-Koch-Insti-
tut das Infektionsgeschehen nach Altersstufen zu rastern begann
und für die Gruppe der 0- bis 19-Jährigen kaum Infektionsgefah-
ren sah, wurden mit einem Mal Kitas und Schulen geschlossen
und außerschulische Einrichtungen abgeriegelt. Selbst die rettende *Arche* lag plötzlich verschlossen in weiter Ferne – drüben
hinter dem Eisenzaun aus DDR-Tagen.

Pastor SIGGELKOW, selber Vater von sechs Kindern, kramt
sein Telefon aus der Jackentasche. »Hören Sie!«, sagt er. Dann
spielt er die Mailbox ab. Es erklingt die Stimme eines quengelnden
Mädchens: »Mir ist langweilig«, sagt die Kleine. »Ich will zu dir!
Ich will in die *Arche*!« Sie fängt zu weinen an. »Mit dir ist mir
nicht langweilig!« Sie hält inne und legt schließlich auf.

»Das ist doch vollkommen traurig«, sagt SIGGELKOW – sie
sei gerade mal sieben. »Ich kann sie nicht holen. Wir sehen hier
ja selbst kaum noch Licht am Ende des Tunnels.«

SIGGELKOW erzählt von Kleinkindern, die Angst haben, an
Corona zu sterben, und von Größeren, die keinen Bock mehr auf
Schule haben, von Mädchen ohne jegliche Tagesstruktur und von
Jungen, die nachts um halb drei auf der Straße herumlungern, die
längst nicht mehr wissen, welcher Tag gerade ist. SIGGELKOW
weiß von Eltern mit sechs Kindern, die Angst davor haben, dass
ihre Kinder in der siebzig-Quadratmeter-Wohnung austicken.

Und von Kindern, die Panik vor den Übergriffen und den Zankereien ihrer eigenen Eltern haben. Hellersdorf im Corona-Lockdown. Die *Arche* in einer Sturmflut. Die Not, sagt BERND SIGGELKOW, bekäme er nicht mehr eingedämmt.»Du versuchst es, aber das bricht über dir zusammen.«

Zwar dürfen seit Anfang März Kinder wieder vereinzelt zur Hausaufgabenbetreuung vorbeischauen, ein bisschen toben und vorsichtig spielen. Aber alles streng separiert und in kleinen Gruppen. In Hellersdorf, so SIGGELKOW, sei das ein Tropfen auf den heißen Stein.

UND DANN IST RUHE! PLÖTZLICH IST ES mucksmäuschenstill. Man hatte es schon nicht mehr erwartet. Über einem eine dicke Schicht aus braun-beiger Erde, um einen herum ein Panzer aus grauem Beton. Nur das leise Surren einer Videoüberwachung ist noch zu hören, hier, an diesem ruhigen und sicheren Ort unter der Erde.

FELIX, ein 16-jähriger Junge aus Hamburg, hat ihn auf ein großes Blatt Papier gemalt. Für ihn ist dieser Ort, den er hinter Sprengfallen und dicken Türen versteckt hält, so etwas wie ein alter Bekannter. Ein Rückzugsraum irgendwo in seinem Inneren. Ganz tief unten. Während draußen um ihn herum die Hölle tobt.

»Flashback«, nennt das der Hamburger Facharzt für Kinder- und Jugendpsychiatrie ANDREAS KRÜGER. Es ist ein Zustand, als explodierten bei den Betroffenen die Köpfe.»Das ist ein Horrortrip«, erklärt KRÜGER und erzählt von einem elfjährigen Mädchen, das vor sieben Jahren Gewalt in der eigenen Familie erleben musste. Wie FELIX ein typischer Fall in seiner therapeutischen Praxis. Seit diesem Tag nämlich schauten immer wieder Gespenster bei der Kleinen vorbei. Sie erlebe diese Flashbacks als ganz real, ganz plastisch – fast wie damals, als das Trauma begann. Solche Kinder, sagt der Kinderpsychiater mit dem freundlichen, fast kreisrunden Gesicht, würden oft suizidal, besonders natürlich in der aktuellen Stresssituation. Kinder mit Traumata – mit psychischen, sexuellen oder körperlichen Gewalterfahrungen – bewegten sich im Lockdown unterhalb des Radars von Jugendhilfe und Kinderschutz. Für sie ist Corona wie ein Gang über dünnes Eis.

ANDREAS KRÜGER weiß, wovon er redet. Der 56-Jährige leitet das über Spenden finanzierte Hamburger Therapiezentrum *Ankerland*, eine ambulante Station für traumatisierte Kinder und Jugendliche. Untergebracht in einem alten Pfarrhaus in Eppendorf, ist es oft letzte Anlaufstation für Patienten, die in ihrem jungen Leben schon mehr gesehen haben als die meisten Erwachsenen. »Die Kinder gehen fast alle längst am Stock«, klagt KRÜGER. Um wie viel dramatischer wird die aktuelle Situation für jene Kinder sein, die in der aktuellen Situation auch noch in ihrem häuslichen Umfeld Vernachlässigung und Gewalt erfahren? Der Kinderpsychiater mit der dunklen, runden Brille redet sachlich und bedacht. Ab und an aber werden auch seine Worte drastisch: »Vor dem Lockdown schlugen betrunkene Täter vielleicht nur am Wochenende zu, jetzt aber sind sie den ganzen Tag zu Hause.« Schulen, Kindergärten und Vereine seien in solchen Situationen eigentlich lebensrettende Ressourcen. Doch das für diese Kinder besonders wichtige »gute Leben« findet aktuell nicht mehr statt. Das Ergebnis: Kinderpsychiatrien laufen über und Kliniken kommen bei der Versorgung nicht hinterher.

Und mit dem Ende der Pandemie werden die Probleme nicht verschwinden. Im Gegenteil. In keiner wissenschaftlichen Disziplin weiß man das bereits jetzt so gut wie in der sogenannten Psychoneuroimmunologie. Es ist ein relativ junger und interdisziplinärer Teilbereich der Medizin, in dem man sich mit den dynamischen Wechselwirkungen von Psyche und Immunsystem auseinandersetzt. Der Arzt, Psychologe und Psychotherapeut CHRISTIAN SCHUBERT beschäftigt sich mit diesem Forschungsgebiet seit über 25 Jahren.

Für den Wissenschaftler an der Medizinischen Universität Innsbruck war bereits zu Beginn der Corona-Krise klar, dass die Lockdown-Maßnahmen jene Folgen zeitigen würden, die nun durch erste Studien belegt werden können:»Wenn man Menschen in Situationen bringt, in denen biopsychosoziale Entwicklungen verzögert oder gar abgebrochen werden, muss man sich nicht wundern, wenn man einige Monate später solch erschreckende Ergebnisse bekommt.«

Dabei ist SCHUBERT damals beileibe kein Hellseher gewesen. Seine wissenschaftlichen Daten sind fundiert und fußen auf jahrzehntelangen Forschungsarbeiten. Mit Verweis auf die sogenannte *Adverse Childhood Experiences Study* des amerikanischen Präventivmediziners VINCENT FELITTI sieht SCHUBERT für die jetzige Generation an Kindern und Jugendlichen eine Katastrophe am Horizont lauern. In einer groß angelegten Untersuchung mit 47.000 Probanden hatte FELITTI bereits 1998 feststellen können, dass belastende Kindheitserfahrungen in späteren Jahren zu massiven körperlichen Schädigungen führen werden. Frühe Traumatisierungen, Vernachlässigung, Einsamkeit, Überforderung oder belastende häusliche Situationen seien der Stoff, aus dem später Herz-Kreislauf-Erkrankungen, Autoimmunstörungen und sogar Krebs erwüchsen.»FELITTIs Studie zufolge reichen sechs belastende Kindheitserlebnisse in den ersten 18 Jahren, um einen Lebenszeitverlust von zwanzig Jahren zu generieren«, sagt SCHUBERT.

Seiner Meinung nach müssten solche Forschungsergebnisse gerade jetzt einen Aufschrei produzieren:»Wenn wir das wissen, dann dürfen wir doch nicht länger warten. Wir können das den Kindern nicht weiter antun – Kinder, von denen wir sehr früh wussten, dass sie kaum anfällig für COVID-19 sein werden. Kinder, die noch unreife Abwehrmechanismen haben und deren psychische Struktur erst noch im Entstehen begriffen ist.«

Die Psychoneuroimmunologie jedenfalls legt den Verdacht

nahe, dass wir uns mit der aktuellen Corona-Politik auf einem gefährlichen Irrweg bewegen: Laut einer Studie im Fachblatt Scientific Reports haben die 1,2 Millionen Menschen, die bis Januar weltweit im Zusammenhang mit COVID-19 gestorben sind, zusammen 20,5 Millionen Lebensjahre verloren. Eine gigantische, eine erschreckende Zahl. Doch sollte CHRISTIAN SCHUBERT recht haben, dann scheint sie die wirklich verlorenen Jahre nicht mal annähernd zu umfassen. Diese Jahre nämlich wird die Gesellschaft erst später verlieren – am Ende der Zukunft ihrer Kinder.

ES IST NICHT IN WORTEN AUSZUDRÜCKEN, WAS AUF UNS ZUKOMMT

EPOCH TIMES, 23. 06. 2021
Interview: ALEXANDER M. HAMRLE

EPOCH TIMES (ET): *Welche Auswirkungen haben die Corona-Maßnahmen auf Kinder? Was bedeutet es, Masken zu tragen und die Freunde nicht sehen zu dürfen?*

CHRISTIAN SCHUBERT (CS): Bevor ich zur Beantwortung Ihrer Frage komme, lassen Sie mich bitte klar festhalten, dass Schäden der Kinder und Jugendlichen durch die Corona-Maßnahmen bewusst von der Bundesregierung in Kauf genommen wurden. Daran besteht für mich kein Zweifel.

Das deutsche Bundesinnenministerium hat in einem geleakten Strategiepapier schon sehr früh den Aufruf gestartet, Kindern Angst einzujagen. Es soll den Kindern verdeutlicht werden, dass, wenn sie sich nicht an die AHA-Regeln halten, möglicherweise ihre Eltern und Großeltern an COVID-19 sterben. Mit anderen Worten wären die Kinder dann an ihrem Tod schuld. Dies ist ein unglaubliches Beispiel dafür, wie böse und zynisch sich Regierungsmacht gerade den Jüngsten und Schwächsten gegenüber verhalten kann.

Fest steht, dass man beim Ausrufen der Lockdowns nicht an das Wohl der Kinder und Jugendlichen dachte. Sie wurden an ihrer natürlichen Bewegung und an ihrer sozialen Aktivität gehindert. Sie durften lange Zeit nicht mit ihren Freunden Kontakt haben und wenn, dann mussten sie sich für eine einzige Kontaktperson entscheiden – Spaltung schon bei den Kleinsten!

Erste Daten zu den psychischen Folgen liegen schon auf dem Tisch. Kinder leiden vermehrt an depressiven Verstimmungen, Angstsymptomen, Ess- und Zwangsstörungen sowie Suizidgedanken. Die Kinder- und Jugendpsychiatrien stoßen an ihre Kapazitätsgrenzen.

Da psychischer Stress mit einer Verminderung der Immunaktivität verbunden ist, verwundert auch nicht, dass in den letzten Monaten durchaus auch Kinder an COVID-19 erkrankten, obwohl sie normalerweise kaum von dieser Viruserkrankung betroffen sind.

Was das ständige Maskentragen mit Kindern macht, lässt sich ebenfalls aus biopsychosozialer Perspektive betrachten. Es ist ein Skandal, dass das Tragen eines Mund-Nasen-Schutzes bei Kindern zur Verpflichtung wird, obwohl die seelischen und körperlichen Folgen noch unzureichend wissenschaftlich untersucht wurden.

Kinder erfahren von den Menschen um sie herum, besonders von den Eltern, dass man Masken tragen muss, weil ein lebensbedrohliches Virus kursiert. Es liegt daher nahe anzunehmen, dass Atemschutzmasken von Kindern vor allem unbewusst als Symbol für Krankheit und Tod gesehen werden und ihnen damit Angst gemacht wird.

Auch dürften durch das ständige Maskentragen bei Kindern körperliche Probleme auftreten. Von Studien von Erwachsenen wissen wir, dass vermehrter CO_2-Gehalt und verringerte Sauerstoffsättigung im Blut mit zum Beispiel Kopfschmerzen, Übelkeit und Unruhe verbunden sein können.

Es ist mir unbegreiflich, wie man Kindern trotz alledem das Tragen eines Mund-Nasen-Schutzes in Kita, Kindergarten und Schule verordnen kann, obwohl vieles darauf hindeutet, dass SARS-COV-2 für Kinder keine Gefahr darstellt und sie auch nicht zu den Pandemietreibern gehören.

ET: *Welche langfristigen Störungen können bei Kindern durch die Corona-Maßnahmen entstehen?*

CS: Ein weiteres großes Problem bei Kindern sind die drohenden langfristigen Kollateralschäden. Die Kinder wurden durch die Maßnahmen in den letzten 15 Monaten an ihrer biopsychosozialen Entwicklung gehemmt.

Rein biologisch gesehen, brauchen Kinder in den ersten Lebensjahren ein Training mit ihrer antigenen Umgebung. Das heißt, Kinder spielen miteinander im Dreck. Sie haben Kontakt mit Haustieren und in Kitas und Schulen mit anderen Kindern. Sie bewegen sich im Freien und sind so manchen Erregern ausgeliefert. Und das ist gut so, denn das trainiert ihr Immunsystem. Dieses Training macht sie immunologisch fit für die nächsten Jahre und Jahrzehnte.

Was jetzt in den letzten 15 Monaten aber passiert ist, ist eine Sterilisierung der kindlichen Lebenswelt. Kinder mussten daheimbleiben. Sie haben wenig antigenen Kontakt gehabt. Ich vermute, dass das langfristig mit einer immunologischen Funktionsstörung verbunden sein wird und damit mit einem vermehrten Auftreten von Infektionen, allergischen Erkrankungen und Autoimmunkrankheiten.

Weiterhin vermute ich, dass die durch das ständige Tragen von Masken hervorgerufenen mechanischen und chemischen Veränderungen der Atemwege zu krankhaften Veränderungen führen. In der Folge könnte es zukünftig besonders bei Kindern, deren Atemwege sich ja noch in Entwicklung befinden, zu einem vermehrten Auftreten von Atemwegserkrankungen kommen.

Ähnliches betrifft das dauernde Desinfizieren der Hände. Das ist ein fundamentaler Eingriff in die Haut-Flora und den natürlichen Säureschutz. Dies wiederum könnte das zukünftige Auftreten von Infektionen und Allergien wahrscheinlicher machen.

ET: *Zu welchen psychischen und sozialen Entwicklungsstörungen kann es bei Kindern durch die Maßnahmen kommen?*

CS: Der Mensch ist ein ganzheitliches Wesen, ein biopsychosoziales System. Das heißt, wir dürfen beim Menschen niemals nur die Biologie betrachten, sondern müssen diese stets im Zusammenhang mit der psychosozialen Realität sehen. In den letzten Monaten konnten Kinder nur wenig soziale Verbindungen mit anderen Kindern aufnehmen. Darüber hinaus verhindern die Masken bei den jüngsten, dass sie durch Mimik nonverbale Kommunikationsmöglichkeiten, also das Emotionale und Soziale lernen. Die Folge kann eine zukünftige Störung der emotionalen und sozialen Kompetenz sein, die ihrerseits wieder die körperlichen Funktionen beeinträchtigt und zu Krankheiten führt.

ET: *Könnten Sie das näher erläutern?*

CS: Kinder lernen von früh an Mimik und Gestik verstehen. Die nicht-verbale Kommunikation ist eine sehr beziehungsnahe Kommunikation. Momentan ist aber durch den Mund-Nasen-Schutz nur die Augenpartie sichtbar, so dass den Kindern diese sehr tiefgehende Kommunikationsform weitgehend genommen wird.

Laut Studien liest man eher aus den Augen Angst und Trauer ab und aus der Mundregion Freude. Ist die Mundregion aber dauerhaft verdeckt, kann es sein, dass emotionale Gesichtsausdrücke fehlgedeutet werden, man schreibt Menschen dann generell mehr negative Emotionen zu. Auch zeigen Studien, dass das Mitfühlen der Emotionen des Gegenübers, also die Empathie durch Masken verringert wird. Beim Kommunizieren nimmt man unbewusst den Gesichtsausdruck des Gegenübers ein und fühlt darüber den inneren Zustand des anderen mit. Dies wird durch das Tragen einer Maske verhindert.

Dass Kinder nicht-verbale Kommunikation in den ersten Lebensjahren nun nur eingeschränkt und verzerrt mitbekommen … Es ist in Worten nicht auszudrücken, was da jetzt auf uns zukommt. Für die Babys, die jetzt auf die Welt gekommen sind, ist das ein Horror für deren Entwicklung. Das ist möglicherweise gar nicht mehr gutzumachen.

Wahrscheinlich kann man es später, wenn überhaupt, dann nur oberflächlich kompensieren, indem man Trainings macht, damit Betroffene Mimiken und Gestiken nachlernen. Ich weiß nicht, wie so etwas aussehen wird und zu was es führt. Jedenfalls wird es losgelöst vom natürlichen Entwicklungskontext sein. So ein Entwicklungsdefizit endet mit hoher Wahrscheinlichkeit in Beziehungsstörungen – folglich in einer weiteren Entfremdung und Entmenschlichung unserer Kultur.

ET: *Welche Auswirkungen haben Beziehungsstörungen und Entfremdung rückwirkend auf den Körper?*

CS: Wenn das Lebenselixier »Soziales« gestört ist, wenn soziale Beziehungen belastet sind, dann hat das einen Effekt auf das Immunsystem und damit auf die Gesundheit. Das zeigen sehr viele Studien der Psychoneuroimmunologie.

Im Kindesalter wirken sich chronischer Stress und Traumatisierung besonders fatal aus. Ich vermute stark, dass viele Kinder und Jugendliche in den letzten Monaten teils schweren Lebensbelastungen ausgesetzt waren. Damit meine ich besonders die für die Umwelt unsichtbaren Belastungen, wie Schläge hinter verschlossenen Türen, Existenzängste, Depression und Alkoholmissbrauch der Eltern, Suizide naher Angehöriger usw. All diese von der Kinderseele kaum zu verkraftenden Erlebnisse lasten schwer auf deren biopsychosozialer Entwicklung.

Wir wissen aus der psychoneuroimmunologischen Forschung, dass beim Auftreten von schweren psychosozialen Belastungen und Traumata in den ersten 18 Lebensjahren die Immunentwicklung gestört wird. Dadurch wird schon frühzeitig lebensbedrohlichen Entzündungserkrankungen wie Herz-Kreislauf-Erkrankungen, Autoimmunkrankheiten, aber auch Krebs der Weg geebnet. Ich gehe in hohem Maße davon aus, dass durch die teils unmenschlichen Maßnahmen zur Eindämmung von COVID-19 die Lebenserwartung vieler Kinder und Jugendlichen verkürzt wird. Medizin, Regierungen und Medien haben bei den Corona-Maßnahmen den Menschen und sein Immunsystem völlig unberücksichtigt gelassen. Die Kollateralschäden werden wir erst in den nächsten Jahrzehnten wirklich in ihrem Ausmaß einschätzen können. Ich bin jedenfalls fest davon überzeugt, dass dieser Schaden den Nutzen der AHA-Regeln bei der Eindämmung von Corona um ein Vielfaches übersteigen wird.

ET: *Was verändert sich in unserer Gesellschaft, wenn die »Corona-Generation« erwachsen wird?*

CS: Keine leichte Frage. Ich kann darauf beim besten Willen keine definitive Antwort geben.

Seuchen sind die sozialsten aller Erkrankungen, sie treffen ganze Gesellschaften. Sie haben seit eh und je kollektive Ängste geschürt und soziale Spannungen verschärft. Sie wirken wie Katalysatoren und bringen uns einer sozialen Bifurkation, also einer grundlegenden qualitativen Veränderung in unserer Gesellschaft sehr nahe. In welche Richtung es nach so einem Übergang geht, ist nicht vorhersehbar.

Eines ist für mich aber klar: Wir werden nicht mehr in die uns bekannte Normalität zurückkommen. Wir werden nach Corona eine neue Normalität haben. Und ich bin mir auch gar nicht sicher, ob ich überhaupt nochmals in die alte Normalität zurück möchte. Corona hat viel Negatives in unserer Gesellschaft aufgedeckt, was davor nicht so ohne weiteres sichtbar war.

ET: *Was hat Corona für Sie aufgedeckt?*

CS: Für mich hat Corona in den letzten 15 Monaten zum Beispiel aufgedeckt, wie leicht die Gesellschaft durch Massenpropaganda in bestimmte Richtungen gelenkt werden kann: wie Diffamierungen, Denunzierungen, Cancel Culture, Call out Culture überhandnehmen können; wie Medien und Regierungen sehr schnell Bösewichte und Volksschädlinge ausmachen, die dann an den Rand gedrängt und zum Opfer einer totalitären Sichtweise und diktatorischen Vorgehensweise werden.

Das sind Dinge, von denen vielleicht manche Intellektuelle ahnten, dass sie noch in unserer Gesellschaft schlummern, aber dass das wieder so überhandnehmen kann, war für mich persönlich undenkbar.

Von der Schulmedizin habe ich mir keine Reaktion auf COVID-19 erwartet, die auf einer ganzheitlichen Sichtweise vom Menschen basiert. Ich arbeite seit 25 Jahren in der kritischen Auseinandersetzung mit der Schulmedizin und dem damit zusammenhängenden Gesundheitssystem. Medizin behandelt Menschen wie Maschinen. Um es noch mal zu betonen: Es sind nicht meine Mediziner-Kollegen, die ich hier kritisiere, sondern die grundfalsche erkenntnistheoretische Basis der Schulmedizin.

Auch das Vertrauen in die Regierungen habe ich in den letzten Monaten gänzlich verloren. Aber dass die Leitmedien da mitmachen und ein zynisches und menschenrechtsfeindliches System bedienen, das hätte ich nicht für möglich gehalten! Ich habe immer an die freie Presse geglaubt. Das ist wohl eine der größten Enttäuschungen der letzten Monate. Insofern prägt das jetzt. Es macht deutlich, dass es nach Corona kein Zurückkommen in eine Welt mehr geben darf, in der der Mensch so wenig zählt.

Es muss alles gemacht und versucht werden, um allen Menschen langfristig mehr Respekt entgegenzubringen. Ich vermute, dass es derzeit eine kleine Gruppe ist, die dafür kämpfen will.

Ich hoffe zutiefst, dass es mehr werden. Ich hoffe, dass eine Parallel-Gesellschaft erlaubt wird, eine Counter-Culture, die leben darf und die nicht diktatorisch unterdrückt wird.

Mein Wunsch für die Zukunft ist, dass ich mit meiner Haltung leben und arbeiten darf, dass ich meine medizinkritische Meinung straffrei sagen darf, dass meine Kinder in Schulen gehen dürfen, wo keine Impfungen Pflicht sind. Das wäre für mich eine gute Entwicklung. Dann hätte COVID-19 verdeutlicht, wer wohin gehört, wer in welche Richtung leben will. Wie gesagt, es ist ein Wunschdenken. Ich hoffe, dass ich nicht enttäuscht werde, denn dann wäre die Katastrophe perfekt.

ET: *Folgende Situation habe ich vor kurzem erlebt: Eine ca. 25-bis dreißigjährige Mutter unterhält sich mit der Nachbarin im Garten. Die Kinder tragen beim Spielen im Freien Masken und dürfen nicht zum Zaun, an dem die Nachbarin steht. Die Mutter achtet auf einen Mindestabstand von zwei Metern zur Nachbarin. Sie nimmt die Post nicht persönlich an. Der Bote muss die Briefe unter die Gartentür legen und sich entfernen, bevor sie die Post holt. Was würden Sie einer so verängstigten Mutter sagen?*

CS: Ich erkenne hier ein zwangsneurotisches Verhalten, eine starke Verängstigung, bei der ich an eine psychologische Vorschädigung denke. Ich glaube, dass COVID-19 hier auf eine vulnerable Persönlichkeit gestoßen ist, die offen für eine psychopathologische Entwicklung ist.

Zudem habe ich es mit einer Patientin zu tun, die diese Funktionsstörung in die nächste Generation bringt, da die beiden Kinder exakt in diesem Kontext aufwachsen. Das wäre meine Ferndiagnose. Diese Frau braucht meiner Ansicht nach Hilfe, sie braucht viel Hilfe. Das ist mit der reinen Vermittlung von Informationen nicht machbar.

Meine Erfahrung ist, dass man Menschen, die in irrationalen Welten und ideologisierten Verirrungen gefangen sind, nicht mit Ratio entgegenkommen kann. Ich denke, das von Ihnen erwähnte Fallbeispiel geht schon weit über das hinaus, was tolerierbar ist. Man muss hier ernsthaft über eine mögliche Gefährdung des Kindeswohls nachdenken. Denn hier wird krankes Erleben und Verhalten offensichtlich in die nächste Generation gebracht. Es wäre interessant zu wissen, wie viele Menschen zu dieser Extremgruppe gehören und wirklich so verängstigt sind.

Ich glaube trotzdem an eine große, stille Masse an Menschen, die weniger zu Verängstigung und mehr zu Kritik an den Maßnahmen neigen. Dazu habe ich aber keine Zahlen.

ET: *Sie sprachen eben von einer großen, stillen Masse. Darunter sind auch viele, die eigentlich mit diesen Maßnahmen nicht einverstanden sind, die sich aber angesichts der Staatsmacht ohnmächtig und hilflos fühlen. Was kann man in so einer Situation tun?*

CS: Das ist eine sehr gute Frage. Normalerweise würde ich für mehr Selbstwirksamkeit und Kontrollerleben in der Bevölkerung plädieren. Die Menschen sollten ihr Leben wieder mehr in die eigene Hand nehmen und aus der Abhängigkeit von Medizin, Regierung und Medien herausgehen.

Das ist aber ein Wunschdenken, denn längst sind die meisten Menschen nicht mehr frei, selbst rational zu entscheiden, was für sie gut ist. Sie werden erpresst. Man kriegt beispielsweise seine Freiheiten und Grundrechte zurück, wenn man sich impfen lässt. Für meine Begriffe ist das ein verbrecherisches Verhalten. Das lässt sich nicht mehr anders titulieren. Ich kenne sehr viele in verschiedenen Berufskontexten, die von der Impfung nicht überzeugt sind und es trotzdem tun, weil sie schlichtweg Angst haben, gekündigt zu werden.

In Südtirol wird vielen Menschen, die im Gesundheitssystem arbeiten, mit Jobverlust gedroht, wenn sie sich nicht impfen lassen. Das ist eine menschliche Katastrophe. Das ist zynisch und böse. Ideologie neigt zu Bosheit. Das merkt man in Zwangssituationen sehr gut.

Ich denke, es ist einerseits die Angst vor dem Virus und andererseits der staatliche und soziale Druck, der Menschen dazu bringt, Dinge mit sich machen zu lassen, die sie bei gesundem Menschenverstand nicht akzeptieren würden. Ich stehe dem ratlos gegenüber. Für Selbstwirksamkeit und Kontrollerleben, so wie ich sie verstehe, muss man frei sein. Das sind die Menschen derzeit definitiv nicht.

SCHLESWIG-HOLSTEIN
SCHICKT MOBILE IMPFTEAMS IN DIE SCHULEN
KRITIKER BEFÜRCHTEN MASSIVEN DRUCK

TICHYS EINBLICK, 30. 07. 2021
ELIAS HUBER

AUCH DER MEDIZINER UND PSYCHOLOGE CHRISTIAN SCHUBERT lehnt es ab, dass Minderjährige ohne Zustimmung der Eltern entscheiden können. Der Professor an der Innsbrucker Universitätsklinik für Medizinische Psychologie findet, die Corona-Impfung von Biontech und Pfizer könne bei Alten mit Vorerkrankungen sinnvoll sein. Aber bei Kindern und Jugendlichen könne man nicht davon ausgehen, dass diese die Bedeutung und Folgen der Entscheidung verstehen könnten. »Bei der Frage, ob die Verabreichung des Vakzins an gesunde Minderjährige überhaupt medizinisch und ethisch vertretbar ist, sind sich sogar Experten uneinig«, erklärt SCHUBERT, der als Maßnahmen-Kritiker gilt. Darüber hinaus dürfen Kinder und Jugendliche auch nicht aus solidarischen Zwecken etwa zum Erreichen einer Herdenimmunität missbraucht werden.

Der Druck an Schulen könnte auch deswegen massiv werden, weil viele Lehrer und Schüler bereits geimpft sind. Laut RKI haben 84 Prozent der Lehrer und knapp jeder Fünfte der 12- bis 17-Jährigen mindestens eine Impfdosis erhalten. Kinder könnten dem ohnehin enormen Druck in einer Gesellschaft, die in Impfbefürworter und -gegner gespalten sei, aufgrund ihrer psychosozialen Entwicklungssituation nur schwer standhalten, sagt SCHUBERT: »Ich befürchte massive gesundheitliche Auswirkungen für die Kinder, wenn sie wegen ihrer Haltung gegenüber der

Impfung gemobbt oder isoliert würden, oder wenn es aufgrund des Impfthemas innerhalb von Freundschaften und Familien zu größeren Problemen kommt. Die psychische Erkrankungshäufigkeit hat bei Kindern und Jugendlichen im Verlauf der letzten 16 Monate aufgrund der Maßnahmen zur Eindämmung von SARS-COV-2 deutlich zugenommen.«

Auch emotional wichtige Beziehungen würden inzwischen durch das Impfthema belastet.»Das führt zu ausgeprägtem psychosozialem Stress und dieser schädigt exakt jene immunologischen Faktoren, die vor SARS-COV-2 schützen«, sagt der Psychoneuroimmunologe, der als solcher über die Wechselwirkung zwischen dem Nervensystem, der Psyche und dem Immunsystem forscht.

Mediziner warnten wiederholt davor, dass eine Nutzen-Risiko-Abwägung gegen eine Impfung von Kindern und Jugendlichen spricht (TE berichtete). Laut dem Portal Statista, das sich auf das RKI beruft, sind bis zum 13. Juli gerade einmal 25 Menschen unter zwanzig Jahren an oder mit dem Corona-Virus verstorben.

Auch SCHUBERT sagt, Kinder hätten kaum ein Risiko, schwer an COVID-19 zu erkranken. Die Impfstoffe seien aber noch in der Erprobung und führten dem Körper genetische Informationen zu.»Wir wissen viel zu wenig über ihre Wirkmechanismen unter natürlichen Alltagsbedingungen und nichts über etwaige Langzeitfolgen. Angesichts der Tatsache, dass sich Gehirn, Immunsystem und Geschlechtsorgane in der Altersgruppe noch in der Entwicklung befinden, muss aus ärztlicher und psychologischer Sicht von einer Impfung dieser Gruppe klar Abstand genommen werden«, sagt er. Impfungen von Kindern ließen sich allenfalls in Einzelfällen bei schweren Vorerkrankungen rechtfertigen.

Dass die Politik trotzdem entgegen der Empfehlung der Ständigen Impfkommission auf Impfungen dränge, lasse sich seines Erachtens nur mit enormer Unwissenheit und Fehlberatung der

Verantwortlichen sowie Einflussnahme durch die Pharmaindustrie erklären. Bislang gebe es bloß eine Zulassungsstudie, die die Wirkung auf Kinder und Jugendliche untersuchte – und dabei seien bloß rund 1.100 Kinder geimpft worden und über einen relativ kurzen Zeitraum von drei Monaten beobachtet worden. Zwar habe sich herausgestellt, dass der Impfstoff kurzfristig wirksam sei, aber die Studie habe auch von einer ganzen Reihe von Nebenwirkungen berichtet. Dies zeige, dass die Impfung gegen SARS-COV-2 bei Kindern immunologisch wirksam sei – aber es seien viel zu wenige Probanden über einen viel zu kurzen Zeitraum untersucht worden, um Aussagen machen zu können, wie gefährlich die Impfung sein könne.

PSYCHE UND IMMUNSYSTEM
EIN STARKES PAAR

YOGA AKTUELL, 09/2021
Interview: DORIS IDING

Im Mittelpunkt seiner medizinischen Forschung steht für Prof. Dr. Dr. CHRISTIAN SCHUBERT das Subjekt. In östlichen Traditionen ist diese Sichtweise nichts Neues. Im Westen wird diese Ansicht allerdings immer noch ignoriert. Fatal, besonders in Zeiten wie diesen, in denen es darum geht, das Immunsystem zu stärken, um gesund durch Krisen zu gehen.

YOGA AKTUELL (YA): *Ihr Spezialgebiet ist die Psychoneuroimmunologie. Was genau ist das?*

CHRISTIAN SCHUBERT (CS): Es ist ein »neuer« Forschungsbereich, der gerade einmal 45 Jahre alt ist. Das ist wissenschaftshistorisch betrachtet nicht sehr alt. Wir untersuchen die Wechselwirkung zwischen Immunsystem und Psyche. Natürlich spielen hier auch noch andere Aspekte eine Rolle, wie das Nervensystem, das Hormonsystem und soziale Beziehungen. Sie alle sind in der Aufrechterhaltung unseres Wohlbefindens und unserer Gesundheit involviert. Fest steht: Die Psyche beeinflusst über viele verschiedene Wirkpfade das Immunsystem und das Immunsystem beeinflusst umgekehrt die Psyche.

YA: *In der derzeitigen Krise ist aber von der Psyche keine Rede. Sie wird in meinen Augen völlig außer Acht gelassen. Wie ist das möglich?*

CS: Ich sehe diese Krise als die größte Krise der westlichen Medizin an. Wenn wir den Menschen als eine Maschine betrachten – und das tut die Schulmedizin –, dann macht sie erkenntnistheoretisch fundamentale Irrtümer. Da wäre zunächst der Dualismus. Das derzeit vorherrschende Menschenbild in der Medizin trennt Körper, Geist und Seele. Man lernt schon während des Medizinstudiums, den Menschen materialistisch zu betrachten. Zum Dualismus kommt der Reduktionismus. Der besagt, dass man durch die Analyse der kleinsten Bausteine unseres Organismus das große Ganze verstehen kann. Je genauer wir Gene, Moleküle und Zellen untersuchen, so meinen die Reduktionisten, desto mehr werden wir verstehen, wie der Mensch im Ganzen funktioniert.

Dualismus und Reduktionismus sollten durch die Erkenntnisse der letzten Jahrzehnte, insbesondere der Psychoneuroimmunologie, längst überholt sein. Sind sie aber nicht, wie man an der aktuellen Corona-Krise sieht. Durch das Außer-Acht-Lassen von Psyche und Sozialem im Versuch, SARS-COV-2 einzudämmen, sind einige Paradoxien entstanden, die Großteilen der westlichen Welt – wenn wir uns auf diesen Teil der Hemisphäre konzentrieren – noch um die Ohren fliegen werden.

Ich gebe Ihnen ein Beispiel für ein solches Paradoxon: Mechanistisch gesehen sind Lockdown im Großen oder Social-Distancing im Kleinen völlig korrekt, wenn es darum geht, das Virus auf Distanz zu halten, damit man sich nicht infiziert. Die schulmedizinisch agierenden Virologen empfehlen dies so. Das Problem ist, dass wir es nicht mit Maschinen zu tun haben, sondern mit Menschen. Wenn wir einen Menschen längerfristig auf Distanz zu anderen Menschen bringen, wird dieser Mensch oftmals gestresst, gerät in Isolation, wird depressiv, bekommt Angst – um nur einige Beispiele zu nennen.

YA: *Wird dann das Gegenteil erreicht?*

CS: Ja. Wenn Menschen gestresst werden und das über eine lange Zeit, kommt es zu einer chronischen Immunsuppression, einer dauerhaften Einschränkung jener immunologischer Parameter, die wir eigentlich brauchen, um gegen das Virus anzukämpfen. Ich spreche beispielsweise von einer stressbedingten Suppression von natürlichen Killerzellen, die fundamental wichtig sind, um virusinfizierte Zellen auszumerzen. Ist das zelluläre Immunsystem in seiner Aktivität eingeschränkt, steigen die Infektionszahlen. Somit egalisieren wir den positiven Effekt auf die Infektionszahlen, den wir eigentlich durch den Lockdown erreichen wollten. Insbesondere in Bayern, wo der Lockdown ganz besonders intensiv durchgeführt wurde, sind die Inzidenzen nicht wie erhofft zurückgegangen.

Ein anderes Beispiel ist Schweden. Dort wurden die Menschen nicht zwangsweise auf Distanz zueinander gebracht. Die Regierung empfahl, Abstand zueinander zu halten, man ging mit den Menschen dort würdevoller um. Man ließ ihnen das Erleben von Selbstwirksamkeit, Kontrolle und Eigenverantwortung und ihre sozialen Bezüge. Kurz: Man ließ ihnen die Freiheit. Die Kinder konnten weiter zur Schule gehen. Es war eine ganz andere Form des Umgangs mit der Bevölkerung. Und trotzdem, oder besser, gerade deswegen sind dort die Zahlen nicht explodiert, sondern sie waren im Vergleich zu Ländern wie Deutschland und Österreich ähnlich.

Lässt man psychische und soziale Faktoren bei den Maßnahmen zur Bekämpfung einer Pandemie draußen, kommt es zu einer Katastrophe. Und das ist wirklich fatal. Es sind umfassende Kollateralschäden entstanden. Damit meine ich nicht nur die wirtschaftlichen Folgen, sondern ich spreche von den Gesundheitsschäden, die nicht nur unmittelbar jetzt entstehen – wie der massive Anstieg psychischer Erkrankungen im letzten

Jahr – sondern erst später sichtbar werden. Modellrechnungen haben beispielsweise gezeigt, dass in Amerika die beinahe zwei Monate langen Schließungen der Primary School im ersten Lockdown etwa 13,8 Millionen Lebensjahre gekostet haben. Und zwar deshalb, weil die Kinder innerhalb dieser Zeit der Schulschließung einen Bildungsverlust erleiden, der nicht mehr aufgeholt werden kann. Weniger Bildung führt in den USA zu einem geringeren Sozialstatus. Und ein Abfall im Sozialstatus impliziert in Amerika einen früheren Tod.

YA: *In München ist die Angst der Menschen vor anderen Menschen als mögliche Virenschleuder immer noch sehr spürbar. Wir sind als Gesellschaft an der Wurzel unseres Menschseins getroffen worden und sehen in jedem anderen Menschen plötzlich nur noch eine Gefahr. Das ist ein großer gesellschaftlicher Schaden, oder?*

CS: Das ist ein weiterer Kollateralschaden. Unsere Psyche ist nicht vom Immunsystem zu trennen. All das, was in der Corona-Krise mit Menschen psychosozial passiert ist, hat Wirkung auf das Immunsystem. Wenn auch nicht sofort. Bei Kindern sind langfristig biopsychosoziale Entwicklungsstörungen zu erwarten. Wenn Sie Kinder nicht in Kontakt bringen mit anderen Kindern, mit anderen Antigenen, sie nicht gemeinsam spielen lassen, wird das Immunsystem dieser Kinder nicht ausreichend trainiert und sie werden in Zukunft vermehrt an Infektionskrankheiten aller Art leiden. Aber die Kinder trainieren in diesen ausschlaggebenden Lebensjahren nicht nur ihr biologisches Immunsystem, sondern auch ihre Psyche und ihr soziales Miteinander. Und Psyche und Beziehungen hängen wiederum direkt mit dem Immunsystem zusammen. Durch das, was in den letzten 18 Monaten passiert ist, erleidet unsere Gesellschaft massiven Schaden. Es ist eine einzige menschliche Katastrophe.

Die derzeitige Medizin wird von Virologen bestimmt, die ihre bisherigen Forschungsergebnisse hauptsächlich Laborexperimenten zu verdanken haben. Und jetzt kommen sie aus ihren Laboratorien heraus und wenden ihre lebensfremden Erkenntnisse auf den Alltag an. Aber das klappt nicht.

Ein Beispiel für das Scheitern der mechanistisch-reduktionistischen Medizin ist, dass immer noch nicht beantwortet werden kann, ob die verpflichtend zu tragenden Masken überhaupt vor einer Infektion mit SARS-COV-2 schützen oder nicht. Oder nehmen sie die Impfung gegen SARS-COV-2. Sie schützt nicht vor Übertragung und zeigt teils schwerste Nebenwirkungen. Was in der medizinischen Forschung derzeit passiert, ist weit entfernt von einer Erfolgsstory.

YA: *Kritik darf nicht geäußert werden ...*

CS: Natürlich werde ich skeptisch, wenn ein neuartiger, auf Gentechnik basierter und wenig geprüfter Impfstoff just dann aus dem Hut gezaubert wird, wenn eine weltumspannende Pandemie da ist. Mich wundert auch, dass der Impfstoff jedem gegeben wird. Egal ob schwanger, ob Kind oder Jugendlicher. Auch scheint völlig egal zu sein, ob eine Person gesund oder krank ist. Jeder soll den Impfstoff bekommen.

Wenn wir aber nicht darauf achten, in welchem psychischen und auch immunologischen Zustand sich unsere Patienten befinden, laufen wir Gefahr, diese Menschen mit unseren Interventionen zu schädigen. Schwangere oder gesunde Kinder gegen SARS-COV-2 zu impfen halte ich sogar für kriminell.

Embryonale und kindliche Immunsysteme befinden sich in Entwicklung, so wie auch Geschlechtsorgane und Gehirn. Hier mit einer genbasierten Technik in die Zellmaschinerie einzugreifen, ist sehr riskant und benötigt viel experimentellen Vorlauf, um sicher gehen zu können, dass es zu keinen Langzeitschäden kommt.

YA: *Das heißt, dass es nicht gut ist, einfach nur zu impfen?*

CS: Ja. Auch wenn der neuartige Impfstoff gegen COVID technisch schon ausgereift wäre, würde ich nicht einfach drauflosimpfen. Denn eines lässt sich mit Sicherheit bereits jetzt sagen: Ist die geimpfte Person chronisch gestresst, wird der Impferfolg geringer ausfallen, werden vermehrt Nebenwirkungen auftreten und möglicherweise auch mehr Menschen an den Impffolgen sterben. Darauf weisen Erkenntnisse der Psychoneuroimmunologie hin. Hier gibt es also ein weiteres Paradox, wenn man die Psyche der Menschen bei den Maßnahmen gegen COVID nicht berücksichtigt: Selbst wenn der Impfstoff technisch von genügender Qualität ist, trifft er auf einen gestressten Menschen, ist der Impfmisserfolg vorprogrammiert.

YA: *Sie haben von der Wichtigkeit unserer sozialen Beziehungen gesprochen. Ich selbst konnte bei vielen Menschen plötzlich eine große Angst vor Nähe und Begegnung feststellen. Wie kann ich mein Immunsystem trotzdem stärken, wenn aus Freunden plötzlich Feinde werden?*

CS: In Indien hat die Regierung AYUSH gleich zu Beginn, als die Pandemie öffentlich wurde, 16 altehrwürdige indische Ärzte, sogenannte Vaidyas gebeten, für die Bevölkerung einen Zehn-Fakten-Plan zur Stärkung des Immunsystems zu erstellen. Unter den Empfehlungen waren auch Homöopathie, Yoga, Ayurveda etc. Die indische Regierung hat es gut gemacht. Sie hat auf immunstärkende Maßnahmen gesetzt. 1,3 Milliarden Menschen in Indien, also das zweitbevölkerungsdichteste Land der Erde hat fünfmal weniger Tote als Deutschland (Stand Sommer 2021). Und das in einem Land, in dem mehr arme Menschen leben und die hygienischen Verhältnisse deutlich schlechter sind als hier. Möglicherweise war ja dieser ganzheitliche medizinische Umgang mit der Pandemie ein gewichtiger Faktor, warum Indien, wie übrigens auch viele andere Länder der östlichen Hemisphäre, vergleichsweise milde durch die Pandemie kam.

YA: *Die deutsche Regierung hat hingegen einen Werbespot gezeigt, »besonderehelden«, wo jemand vor dem Fernseher liegt und Chips isst und Cola trinkt. Das ist ein diametral entgegengesetzter Ansatz. Die Yogastudios und Fitnessstudios waren auch die letzten, die nach dem Lockdown wieder aufmachen durften.*

CS: Und in Tirol, wo ich lebe, da durfte man im Lockdown zu Beginn der Pandemie nicht einmal in die Natur bzw. auf die Berge gehen. Man hätte ja dort jemanden treffen können, der oder die mit SARS-COV-2 infiziert ist. Die Baustellen aber waren immer auf. Und später waren die Fußballstadien auch wieder auf und es gab trotz gut besuchter Spiele keine hohen Infektionszahlen. Vieles, was da an Maßnahmen zur Eindämmung der Pandemie verordnet wurde, ist als absurd zu bezeichnen. Anstelle die Bevölkerung zu ermutigen und ihr Möglichkeiten zu eröffnen, ihr Immunsystem zu stärken, machte man zumeist das Gegenteil. Angst wirkt nachweislich immunsupprimierend. Ich würde daher den Lesern gerne noch ein paar zusätzliche Tipps mitgeben, wie sie mit einfachen Mitteln ihr Immunsystem stärken können. Wir wissen aus der Meditationsforschung, zum Beispiel von der Methode der achtsamkeitsbasierten Stress-Reduktion nach JON KABAT-ZINN, dass Meditation gute Effekte auf das Immunsystem hat. Meta-Analysen zeigen, dass der Immunschutz durch Meditation gesteigert wird, Entzündungen und Zellalterung reduziert werden. Menschen leben gesünder, wenn sie meditieren. Das gilt auch für andere gezielte Entspannungsmethoden.

YA: *Wie kann ich mein Immunsystem noch stärken?*

CS: Soziale Kontakte sind immens wichtig, besonders mit jenen Menschen, die einem guttun und emotional nahestehen. Das Gefühl, sozial unterstützt und eingebunden zu sein, ist ein wahrer Immunbooster. Auch Selbstwirksamkeit und Kontrollerleben sind wichtig. Damit ist das Gefühl gemeint, den Geschehnissen nicht passiv ausgeliefert zu sein, sondern sie aktiv und selbstverantwortlich bestimmen zu können. Denken, sprechen, handeln, sich informieren, dabei Informationsquellen finden, die einem keine Angst machen, sondern den Handlungsspielraum vergrößern – das finde ich wichtig.

WARUM WOLLT IHR MICH ZUR IMPFUNG ZWINGEN?

(DURCH DIE TIROLER ÄRZTEKAMMER ERZWUNGENE ABGESAGTE DEMO-REDE)

INNSBRUCK, 20. 03. 2021
CHRISTIAN SCHUBERT

MIT DEN ERSTEN WORTEN MEINER REDE richte ich mich an die Medizin-Spitzel unter Ihnen, die es gerne hätten, dass ich meinen Job verliere; an die Leitmedienvertreter, die mich gerne ins rechtsradikale Eck stellen und als Verschwörungstheoretiker und Corona-Leugner verunglimpfen wollen; an jene Polizisten, die nicht auf der Seite von Freiheit und Gerechtigkeit stehen und die, wenn es darauf ankommt, gerne mal hart durchgreifen und Gewalt gegen Menschen anwenden. Ich bin aber auch sicher, dass es hier einige Mediziner, Medienvertreter und Polizisten gibt, die gerne gegen das, was da mit der Bevölkerung passiert, mitdemonstrieren würden, aber so unter persönlichem und beruflichem Druck stehen, dass sie sich nicht trauen, sich öffentlich zu äußern. Ich möchte diesen Menschen mit meinem Auftreten Mut machen und sagen: Ich trete hier als Privatperson auf und als Privatperson habe ich Meinungsfreiheit. Wenn ich meine Meinung nicht mehr frei äußern kann und darf, bin ich nicht mehr in einer Demokratie. Ich trete also für unsere Demokratie und Freiheit auf.

Ich fühle mich und meine Familie seit geraumer Zeit bedroht. Mir macht nicht COVID-19 Angst, mir machen zunehmend die damit einhergehenden Veränderungen in unserem Rechtsstaat Angst. Von Beginn an im Feber 2020 hatte ich die

Vorahnung, dass mit der Pandemie etwas nicht stimmt, es letztlich um die Impfung der Bevölkerung geht, und zwar um die Impfung aller Menschen, ob alt oder jung. Mir sind und waren auch die drastischen Maßnahmen zur Eindämmung von SARS-COV-2 suspekt. Durch den Lockdown werden auf kurz oder lang mehr Menschenleben geopfert als durch COVID-19 jemals zu beklagen gewesen wären.

Das lässt sich doch so deutlich an Schweden sehen, wo keine drastischen Restriktionen der Gesellschaft durchgeführt wurden und verglichen mit Österreich ähnlich viele Menschen, hauptsächlich in Alten- und Pflegeheimen, verstarben. Nun aber wurden in Österreich Kinder traumatisiert, Menschen ihrer Ersparnisse beraubt und ins soziale Elend gestürzt, wurden alte Menschen unwürdigst behandelt, das Land in Angst und Schrecken versetzt und der Freiheit beraubt. Das kostet alles Millionen Lebensjahre, wie sich wissenschaftlich nicht nur vorausahnen, sondern auch zunehmend durch Zahlen belegen lässt. Erste Studien zeigen klar: Die psychischen Erkrankungen unserer Kinder und Jugendlichen haben sich in den letzten 14 Monaten versechsfacht, Tendenz steigend. Wenn ein Kind in seinen ersten 18 Lebensjahren sechs oder mehr Traumata erlebt, verkürzt sich seine Lebenszeit aufgrund des Auftretens von schweren körperlichen Erkrankungen, Herz-Kreislauf-Erkrankungen, Krebs, Autoimmunerkrankungen usw. um bis zu zwanzig Jahre. Kritisiert man aber die menschenverachtenden Maßnahmen zur Eindämmung des Virus, heißt es neuerdings:»Dann lass dich doch impfen!«

Warum will mich der Staat zur Impfung zwingen, wo doch die medizinische Grundlage dafür nicht vorliegt? Wenn ich im Folgenden von Zwang rede, dann rede ich einerseits vom direkten Zwang zur Impfung, also des vom Staat organisierten, von den Leitmedien propagierten und von Medizinerkollegen durchgeführten, gewaltvollen Eingriffs in die Körperintegrität von Menschen. Ich rede andererseits bei der erzwungenen Impfung vom indirekten Zwang zur Impfung, nämlich dann, wenn – wie derzeit in Österreich von Kanzler KURZ bereits beschlossen – ein grüner Impfpass die Zutrittsberechtigung für Reisen und, ich gehe davon aus, in Zukunft auch für Gasthausbesuche, Kulturveranstaltungen, Kirchenbesuche, Feiern im familiären Umfeld usw. ermöglichen soll. Dabei frage ich mich, ob in Zukunft ein grüner Impfpass auch für den Eintritt in Kliniken und Arztpraxen notwendig sein wird, wenn man ärztliche Hilfe in Anspruch nehmen will oder sogar muss. Oder wie unser klinisch unerfahrener und Angst getriebener Gesundheitsminister ANSCHOBER kürzlich meinte, bei Gruppen von mehr als vier Personen.

Ich gehöre zu keiner COVID-19-Risikogruppe. Wenn ich an Covid erkranke, werde ich mit großer Wahrscheinlichkeit milde Symptome haben. Ich werde gegen das SARS-COV-2-Virus eine natürliche Immunität entwickeln. Das hat mein geschätzter Kollege FLORIAN DEISENHAMMER von der Medizinischen Universität Innsbruck herausgefunden. Die MUI schreibt hierzu auf Ihrer Homepage: »Eine an der Innsbrucker Universitätsklinik durchgeführte Studie kommt zum Schluss, dass Corona-Genesene eine stabile Langzeitimmunität aufweisen. Die Ergebnisse decken sich mit internationalen Erkenntnissen. Es bestehe ferner kein Grund zur Sorge vor einer abermaligen Infektion, Mutationen oder einer Übertragung durch Immune, erklärte Studienleiter FLORIAN DEISENHAMMER im APA-Interview.«

Ich danke Professor DEISENHAMMER für diese Daten, denn sie machen eines ganz klar: Die beste Impfung ist die natürliche Infektion!

Das sehen wir auch bei den nicht minder wichtigen Ergebnissen der Ischgl-Studie von DOROTHEE VON LAER. Da zeigte sich, dass 42 Prozent der untersuchten Bürger Antikörper auf das Corona-Virus entwickelt hatten. Bei 85 Prozent derjenigen, die die Infektion durchgemacht haben, ist das unbemerkt geschehen, vor allem bei Kindern. Von Ischgls Einwohnern sind in dieser Zeit nur neun wegen COVID-19 im Krankenhaus gewesen (0,63 Prozent) und zwei daran verstorben, also 0,1 Prozent der Bevölkerung oder einer von 1.000 Einwohnern. Warum Frau Professor VON LAER angesichts dieser Daten für ein Weiterführen der menschenverachtenden Maßnahmen zur Eindämmung von SARS-COV-2 plädiert, weiß wohl nur sie.

Denn durch ein Weiterführen der COVID-19-Maßnahmen werden die Menschen systematisch daran gehindert, sich natürlich zu infizieren und damit eine Herdenimmunität zu entwickeln. SARS-COV-2 würde damit schneller endemisch werden, so wie in Schweden bereits im Gange. Warum gilt die Impfung gegen SARS-COV-2 immer noch als einziges Heilmittel in dieser Pandemie, wenn doch Zahlen klar belegen, dass großteils sehr alte und vorerkrankte Menschen an COVID versterben – im Altersschnitt über achtzig Jahre alt – und der größte Teil der Gesellschaft gar nicht schlimm erkrankt? Die Impfung, so sagt man, schütze vor einer schweren COVID-19-Erkrankung, nicht aber vor der Übertragung. Das stimmt. Eine Impfung erfolgt nicht über die Atemwege, sondern über den Blutweg. Der Immunschutz wird also im Innern des Organismus ausgebildet und nicht, wie dies natürlicherweise erfolgt, auch an den Außengrenzen des Organismus. Im Fall von COVID-19 bedeutet das, dass die oberen Atemwege, die als primärer Inokulationsort gelten, nach der Impfung nicht durch Oberflächen-Antikörper geschützt sind. Wenn die Übertragung durch die Impfung aber nicht verhindert wird, warum sollen sich dann Junge und Gesunde impfen lassen? Ehrlich gesagt, ich verstehe die Welt nicht mehr. Und mit mir zunehmend mehr kritisch denkende Menschen.

Ich habe Angst vor der Impfung. Nicht nur, dass die Verhältnismäßigkeit der Impfnotwendigkeit nicht stimmt und die Impfung für Gesunde und Junge mit gutem Immunsystem nutzlos ist, ja eigentlich die Ausbildung eines natürlichen Immunschutzes behindert, es mehren sich die Daten, dass die gängigen

SARS-COV-2-Impfungen schaden, ja sogar zum Tod führen können. Erst kürzlich erkrankte eine 22-jährige Krankenschwester von der Innsbrucker Klinik im Anschluss an eine Impfung schwer. Sie liegt auf der Intensivstation mit Lungenembolie. Ein Fall von mittlerweile Hunderten bekannten weltweit. Die Spitze des Eisbergs? Alle bisher bekannten und zugelassenen Impfstoffe gegen SARS-COV-2 haben eine neue Impftechnologie, manche sagen sogar, es handelte sich dabei nicht um eine Impfung, sondern eine Genmanipulation. Nun soweit möchte ich gar nicht denken. Jedenfalls ist der Impfstoff gegen SARS-COV-2 nicht genug erprobt, tatsächlich befinden wir uns in einem großen Impfexperiment, eine auf die Bevölkerung erweiterte klinische Phase 3, von der wir erst in den nächsten Jahren wissen werden, ob sie erfolgreich war. Anscheinend werden die toten Geimpften als normaler Impf-Kollateralschaden akzeptiert, nur so kann ich mir vorstellen, dass die derzeit ausgegebenen Impfstoffe nach dem Bekanntwerden von schweren Nebenwirkungen und Todesfällen immer noch nicht vom Markt sind. Ein zynisches Spiel? Ein Schelm, der hier andere Interessen vermutet als die Sorge um die Gesundheit.

Die aktuellen Impfstoffe gegen SARS-COV-2 sind keine Impfstoffe mit abgeschwächten Lebendviren. Sie bestehen aus Nanolipidpartikeln mit genetischer Information, die von den Zellen dazu benutzt wird, virale Partikel zu produzieren, gegen die dann das Immunsystem Antikörper bildet und eine Immunität ausbildet. Anders ausgedrückt: Diese Nano-Lipid-Verbindungen müssen zuerst in die Zellen aufgenommen werden, damit sie ihre Wirkung entfalten können. Das ist potenziell gefährlich. Gelangen diese Impfpartikel in die Blutbahn und damit in die Endothelien der Kapillargefäße, also dorthin, wo der Blutfluss natürlicherweise verlangsamt ist, dann kann das Immunsystem gegen diese befallenen Zellen reagieren und damit Schäden im Gefäßsystem verursachen. Dies dürfte die Ursache für die sich häufenden Gerinnungsstörungen und mitunter tödlichen Gefäßereignisse sein. Schlaganfälle, Erblindung, Lähmungen, Fieber, allergische Schocks, Fehlgeburten, Arbeitsunfähigkeit und Ähnliches wurden in recht großer Zahl bereits dokumentiert. Dazu kommt gerade in den Ländern mit hoher Durchimpfungsrate ein erstaunlicher Anstieg von gemeldeten Corona-Todesfällen.

Aber nicht nur kurzfristige, schwere Komplikationen sind durch die derzeit eingesetzten, nicht ausreichend erprobten SARS-COV-2-Impfstoffe mit neuer Technologie zu befürchten, sondern auch zeitlich verzögerte Komplikationen. Wer sich ein bisschen auskennt in der Infektiologie und Impfwissenschaft, der kennt das Phänomen des *Antibody Dependent Enhancement*, kurz ADE. Dieses basiert darauf, dass das Immunsystem von Geimpften keinen ausreichenden Immunschutz, also neutralisierende Antikörper gegen ein Virus bildet – entweder weil der Impfstoff nicht wirksam genug ist und/oder das Immunsystem des Geimpften geschwächt ist.

Der Geimpfte ist damit nur scheinbar geschützt. Kommt es dann später irgendwann zu einer tatsächlichen Infektion, so bildet das Immunsystem nicht ausreichend neutralisierende Antikörper, das Virus wird damit nur unzureichend neutralisiert. Die Folge: Das schlecht neutralisierte Virus wird in Immunzellen aufgenommen und kann dort den gefürchteten Zytokinsturm auslösen, der durchaus schwere, mitunter tödliche Komplikationen hervorrufen kann. Es ist noch nicht bekannt, ob so etwas auch durch die neuen Impfstoffe gegen SARS-COV-2 möglich ist, erste in renommierten Fachzeitschriften wie *Science* veröffentlichte Überlegungen dazu lassen dies aber im Rahmen des Möglichen erscheinen. Das macht mir Angst. Lieber Bundekanzler KURZ: »Werden wir bald jeder jemanden kennen, der oder die an der Impfung gestorben ist?«

Und was machen derzeit viele Ärzte? Sie machen schlicht mit! Entweder weil sie meinen, dass die Gefahr, die von COVID-19 ausgeht, schlimmer ist als die Maßnahmen, die zur Eindämmung des verursachenden Virus eingesetzt werden. Oder anders ausgedrückt, weil sie keine Ahnung von ganzheitlicher Medizin und den gewaltigen Einflüssen haben, die Psyche und Soziales auf das Immunsystem des Menschen haben. Oder weil sie Angst haben, ihren Job zu verlieren? Ärzte, die heute ihre Stimme gegen die Maßnahmen und die Impfung erheben, laufen Gefahr, ihren Arbeitsplatz an der Klinik zu verlieren, ja sogar die Approbation zur Ausübung ihres Berufs zu verlieren. Und ein weiterer Grund für das Schweigen der Ärzte im größten Medizinskandal, den die Welt jemals erlebt hat, ist, dass sie Schweigegeld erhalten. Oder was glauben Sie, wozu so viele Antigentests von Ärzten durchgeführt werden sollen und in Zukunft so viele Impfungen. So mancher Arzt kann sich hier auf Kosten der Gesundheit seiner Patienten gesund stoßen!

Ärzte! – Bitte, schützt früh genug den Menschen und wartet nicht einfach ab, bis er mit schweren Erkrankungen zu Euch kommt! Hätten Medizin, Staat und Medien in der Vergangenheit mehr dafür getan, dass Menschen nicht krank werden, würden heute nicht so viele Vorerkrankte an COVID sterben! Warum werden Softdrinks nicht für Kinder verboten? Warum sind die Süßigkeiten alle an der Kasse des Supermarkts, wenn die Kinder mit ihren Eltern an der Kasse warten? Warum müssen die Kleinsten Masken tragen? Warum sollen sie mit Mitteln geimpft werden, die im Verdacht stehen, dass sie unfruchtbar machen? Prävention kostet der Industrie Milliarden. Reparatur bringt der Medizin Milliarden. Diese zynische Doppelmoral, die Verlogenheit. Es geht hier nicht um die Gesundheit der Menschen, sondern um Macht und Geld.

Wehret nun den Anfängen einer Gesundheitsdiktatur! Die jetzige Situation erinnert frappant an die 1930er Jahre. Kitas sind angehalten, das Tragen von Masken zu trainieren. Ein Paar von 15-jährigen Teenagern wird bestraft, weil sie auf der Maria-Hilfer-Strasse in Wien nicht genug Abstand hielten. Obdachlose werden von der Polizei aufgegriffen und verhaftet, wenn sie die Quarantäne brechen, In Deutschland werden für Quarantänebrecher Gefängnisse eingerichtet. Alte in Pflegeheimen, die sich nicht impfen lassen, werden von sozialen Treffen ausgeschlossen. Damit werden sie umgebracht! Eine Studie an sechs Monate alten Babys wird durchgeführt, weil diese im Verdacht stehen, ihre Großeltern anzustecken und umzubringen. Das Ergebnis dieser Studie aus Italien: Babys können dreißig Minuten lang eine Maske tragen, dann beginnen sie sich zu wehren. Es werden zur Zulassung der Impfstoffe für Kinder Impftests an Heimkindern durchgeführt. Die Medizin führt Versuche an Hilflosen durch. Das hatten wir schon einmal. Medizin als Handlanger der Macht. Ich frage also: Wo sind die sogenannten Nazis? Bei denen, die auf der Straße gegen die Maßnahmen und die Impfungen protestieren oder in der Regierung, der Medizin und den Leitmedien? Nicht die Querdenker sind die rechtsradikalen Staatsfeinde, es sind die Regierungsparteien, die die Feinde des Staates sind. Sie sind die Feinde der Demokratie, sie sind die Feinde der Freiheit und sie sind die Feinde unserer Gesundheit! Nicht das Virus tötet Gesunde und Junge, es sind die staatlich verordneten, von der Medizin empfohlenen und von den Medien verkauften Maßnahmen zur Eindämmung des Virus.

Es gibt aber längst auch eine andere Medizin, eine Medizin, auf die ich meinen Eid geschworen habe. Eine Medizin, die niemals Maßnahmen unterstützen würde, die gefährlicher sind als der zu bekämpfende Erreger. Eine Medizin, die von Beginn der COVID-19-Pandemie an auf das Wohl der Menschen geschaut hätte. Beispielsweise die Entwicklung von Medikamenten für den Ernstfall auf der Intensivstation vorangetrieben hätte. Und dafür gesorgt hätte, dass das Immunsystem der Menschen gestärkt wird. Ich halte ganz natürlich Abstand von Menschen, die krank aussehen. Ich ernähre mich gesund, bewege mich, gehe durch den Wald, treffe Freunde, streite wenig, empfinde hin und wieder Glücksmomente. Ich habe eine Familie, die ich liebe und die mich liebt. Das stärkt mein Immunsystem am besten. Ich muss mich nicht impfen lassen. Ich vertraue auf mich, lasse mich von niemandem krank reden und nicht zur Impfung zwingen.

TEIL 5 | EINE NEUE GEGENKULTUR

DAS IST DIE GRÖSSTE KRISE
DER WESTLICHEN MEDIZIN

KAISER-TV | YOUTUBE-KANAL, 08. 07. 2021

Interview: GUNNAR KAISER

GUNNAR KAISER (GK): *Wir sprechen heute über Gesundheit und Krankheit – und darüber, wie man sie neu denken kann, mit Prof. Dr. Dr. CHRISTIAN SCHUBERT. Darum geht es auch in seinem neuen Buch, das den Titel trägt:* »Das Unsichtbare hinter dem Sichtbaren. Gesundheit und Krankheit neu denken«, *und das er zusammen mit MAGDALENA SINGER herausgegeben hat. Wir werden über das Immunsystem sprechen, insbesondere Ihre Disziplin, Herr Professor SCHUBERT, die Psychoneuroimmunologie. Das müssten Sie vielleicht erklären, was das ist. Wofür braucht man das?*

CHRISTIAN SCHUBERT (CS): Psychoneuroimmunologie ist ein Forschungsbereich, der 1975 das Licht der Welt erblickt hat. Der unmittelbare Anlass war eine sehr interessante Studie zur Konditionierung des Immunsystems. Man konnte darin nachweisen, dass das Immunsystem lernt, dass es mit unseren Nerven und damit natürlich auch mit unserer Psyche verkabelt ist. Letztendlich untersucht dieser Forschungsbereich die Wechselwirkungen zwischen Psyche und Immunsystem. Es gibt einerseits einen Einfluss der Psyche auf unser Immunsystem. Wenn man etwa Lippenbläschen nach einer stressvollen Zeit kriegt, dann ist das immunologisch zu erklären. Was aber umgekehrt auch sehr spannend ist: dass das Immunsystem auch etwas mit der Psyche macht.

Und das ist wichtig, weil diese Wechselwirkungen zeigen, dass das Immunsystem ein sehr komplexes System ist und Wechselwirkungen ja auch ein Hinweis auf Komplexität sind.

GK: *Ich kenne Organe, die man sehen und vermessen kann und ich kenne Wahrnehmungen, wie Sehen, Hören, Riechen. Ist das Immunsystem irgendetwas dazwischen, zwischen einem Wahrnehmungssinn und einem Organ? Wo ist das überhaupt?*

CS: Das ist eine gute Frage. Ich versuche, das Immunsystem in einem erweiterten Sinn zu verstehen, unser Immunsystem nicht nur biologisch zu sehen. Das biologische Immunsystem – das, was letztlich auch Medizinstudenten lernen –, das sind Immungewebe, Zellen, letztere setzen Zytokine, also Immunproteine, frei, die entsprechend die Wirkungen des Immunsystems im Körper organisieren und orchestrieren. Das ist ein wichtiger, wesentlicher Teil, den die meisten Menschen mit Immunsystem verbinden.

Ich aber versuche, das Immunsystem erweitert zu verstehen und zwar paradigmatisch erweitert, im Sinne einer biopsychosozialen Sichtweise von Mensch und Leben. So gesehen gibt es auch ein psychologisches Immunsystem, man muss nur an den Ekel denken, etwas Nicht-Stoffliches, das uns daran hindert, überhaupt das biologische Immunsystem in Aktivität zu bringen. Man stelle sich nur vor, irgendwas liegt auf der Straße, ein Aas, wir würden ja nie hingehen und würden so was in die Hand nehmen, geschweige denn ins Gesicht führen, weil wir uns so davor ekeln. Damit bringen wir auch nicht die Toxine, die infektiöse Seite dieses Aas mit unserem Körper, mit unserer Biologie in Verbindung. Das heißt, man könnte fast sagen: Vielleicht ist sogar das psychologische Immunstem das noch wichtigere, weil es komplexer ist, weil es nicht stofflich ist – und dasselbe gilt natürlich auch für das soziale oder kulturelle Immunsystem. Wenn sich Staaten vor Eindringlingen schützen, dann kann dies durchaus auch in diesem Sinn verstanden werden.

Man könnte das Ganze systemtheoretisch betrachten, es vielleicht als Beispiel für Fraktale, also selbstähnliche Musterbildungen, sehen. Unbedingt wichtig und entscheidendes Kriterium einer neuen Medizin wäre – Sie haben gerade das neu veröffentlichte Buch angesprochen –, dass wir nicht mehr diese Vorklinik-Tempel der Medizin haben, wo die Immunologen abgeschottet von den Endokrinologen und Neurowissenschaftlern arbeiten, sondern dass eine starke Vernetzung innerhalb dieser Medizinsysteme besteht – und natürlich darüber thronend, das Psychosoziale eine ganz besondere Rolle bekommt. Das hieße, dass auch der Medizinstudent sich in Zukunft mehr mit Kulturwissenschaften auseinandersetzen sollte als mit den ganzen technischen Aspekten der Medizin.

GK: *Wenn wir von einem gesellschaftlichen oder kulturellen Immunsystem sprechen, ist damit nur eine Metapher gemeint oder auch eine Verbindung zwischen dem, was gesellschaftlich passiert und wie es sich auf das Individuum niederschlägt? Wenn sich also zum Beispiel eine Gesellschaft sehr stark abzuschotten beginnt und das dann für die Individuen am eigenen Immunsystem spürbar wird oder etwa eine Stoffwechselkrankheit in einer Bevölkerung endemisch wird und dies auch gesellschaftliche Wirkungen zeitigt, wären das solche Beispiele?*

CS: Es geht um ein gesellschaftliches Korrelat, ja absolut, so wäre die Idee. Diese Faktoren sind nicht voneinander getrennt. Sonst wären wir auch wieder im Dualismus, den ich entschieden ablehne. Ich sehe das immer als ein Ganzes, das sich halt in verschiedenen Facetten zeigt. Das Immunsystem manifestiert sich in unterschiedlichen selbstähnlichen Aspekten. Insofern wäre das Beispiel, das Sie vorhin gebracht haben, eines Immunsystems, das sich in bestimmter Weise verhält, eben auch ein Ausdruck dessen, wie eine Gesellschaft sich verhält. Ich bin überzeugt davon, dass wir von der Idee wegkommen müssen, dass genetische Faktoren die alleinige Ursache für unsere Erkrankungen sind. Wir sollten vielmehr lernen, eher top-down zu denken, in die Richtung, dass auch Gesellschaft und Kultur uns krank machen. Diese komplexeren Systeme sind auch die mächtigeren Systeme, sie haben Einfluss auf unsere Gesundheit. Insofern ist eine endemische Veränderung des Immunsystems in einer Gesellschaft auch Ausdruck einer gesellschaftlichen Veränderung. Denken wir an all die Stoffwechsel- oder auch Lifestyleerkrankungen, die man eigentlich präventiv verhindern könnte. Es wäre eine Medizin, die nicht darauf warten würde, dass sie repariert, sondern sie würde früh genug damit anfangen zu intervenieren, zum Beispiel bei Kindern, beim Erleben und Verhalten von Kindern. Das würde, langfristig gesehen, Krankheit verhindern, Gesundheit schaffen, im Sinne der Salutogenese.

GK: *Schließt sich das an die Vorstellung des »Unbehagens in der Kultur« nach* FREUD *an, wonach zum Beispiel sehr starre, rigide Verhaltensnormen Neurosen hervorrufen? Ist das so ähnlich?*

CS: Ja, und die Neurosen zeigen sich wiederum immunologisch. Hier würde ich diese Verbindungen sehen. Das ist auch das Interessante an dieser Idee der biopsychosozialen Selbstähnlichkeiten, dass diese in der Tat thematisch natürlich eines sind. Also ein bestimmtes Thema, zum Beispiel Traumatisierung, zieht sich selbstähnlich durch die gesamte biopsychosoziale Schichtenhierarchie, findet sich im Sozialen, im Psychologischen und im Biologischen, zeigt sich also im »Unbehagen der Kultur«, aber auch in der Neurose und in der immunologischen Störung.

GK: *Kann die Art, wie eine Gesellschaft mit der Vorstellung einer äußeren Bedrohung umgeht und dabei vielleicht sehr stark in ein Sicherheitsverhalten flieht, sich dann auch auf die Individuen auswirken? Wenn diese sich folglich auch selber einengen und deren Immunsystem in Richtung Abwehr reagiert, wenn es zum Beispiel zu Neurodermitis kommt?*

CS: Absolut. Ein Beispiel wäre die ganze COVID-19-Situation, wo ich immer wieder sage: Vorsicht, wenn wir reduktionistisch, dualistisch denken. Das tut ja unsere derzeitige Schulmedizin mit ihren fundamentalen erkenntnistheoretischen Irrtümern, ihrem Dualismus, ihrem Reduktionismus, Objektivismus, Mechanizismus, letzten Endes ihrer Maschinenwelt. Es ist eine Maschinenmedizin, wie man jetzt in der COVID-19-Krise ganz deutlich gesehen hat. Es ist unglaublich, wie die Welt, vor allem die westliche Welt, sich massiv nur auf das Virus konzentriert hat, das es einzudämmen galt. Es sollte mit technischen Mitteln, stofflichen Mitteln beseitigt werden, zunächst einmal mit den AHA-Regeln, dann jetzt auch mit der Impfung. Letzen Endes sollte es die Technik sein, die uns befreien sollte, was ein klarer maschinenparadigmatischer Zugang ist. Ich habe von Anfang an gesagt: Ihr müsst wahnsinnig aufpassen. Wenn hier nicht auch das Psychosoziale miteinbezogen wird, wenn das Immunsystem des Wirts nicht als dialektisches Miteinander mit dem Virus mitbetrachtet wird, dann werden wir massivste Kollateralschäden erleben – und das nicht nur jetzt, sondern auch in den nächsten fünfzig, hundert Jahren, weil wir so ganze Generationen schädigen. Die Krise wird ja noch länger andauern, es sind ja nicht nur diese 14 Monate, wir werden noch massive Nachwehen psychosozialer und kultureller Art erleben, davon bin ich zutiefst überzeugt. Das sind alles Sachen, die nicht berücksichtigt wurden. Wir haben für meine Begriffe 14 Monate lang die Seele der Bevölkerung in die Tonne gehauen.

Was die biopsychosoziale Ebene angeht, so haben wir natürlich auch innerhalb dieser Zeit das Immunsystem geschädigt. Wir brauchen aber gerade jetzt unser Immunsystem, um mit dem Virus umzugehen. Wenn es aber aufgrund der psychosozialen Belastung, die die Bevölkerung im letzten Jahr durchgemacht hat, supprimiert wird, dann braucht man sich auch nicht zu wundern, dass die Inzidenzen nicht runtergehen. Je härter ich mit Menschen umgehe und je stärker ich sie unterdrücke, desto massiver ist auch deren Immunsuppression und desto höher ist auch die Gefahr, dass man sich infiziert, erkrankt und stirbt. Da ist etwas Paradoxes im Gange, das einfach nicht wahrgenommen wird. Komplexität wird ausgespart. Ich kreide es besonders an, dass komplexes Denken nicht gelehrt wird. Es wird weder im Medizinstudium noch in der Schule gelehrt.

Wir sind derzeit in einer paradigmatischen Krise, ich weiß nicht, ob wir den Paradigmenwechsel jetzt in Richtung Komplexität schaffen. Doch das braucht es, wenn wir so fundamentale Veränderungen auf den Weg bringen wollen.

GK: *Das alles ist sehr eindimensional, auch in den Wissenschaften. Kann man denn, was das gesellschaftlich kulturelle Immunsystem und das Immunsystem der Individuen und ihre gegenseitige wechselseitige Beeinflussung betrifft, überhaupt sagen, was Henne und was Ei ist? Wenn wir auf Krisen und Bedrohung so einseitig und so eindimensional reagieren, muss da nicht auch schon vorher mit unserem Weltbild, aber vor allem auch mit unserem Immunsystem etwas passiert sein, dass die Menschen sich so leicht in Angst versetzen lassen und in diesem Sicherheitsdenken verharren?*

CS: Ich gehe einmal grundsätzlich davon aus, dass wir es im Zusammenhang mit einer Soziopsychoneuroimmunologie mit einem Einfluss zu tun haben, der von oben nach unten geht, also top-down verläuft. Das sind für mich die mächtigen Einfluss-faktoren, die können kulturell, aber auch biosphärisch sein. Wenn die Ursache für COVID-19 eine Zoonose war – das wird ja noch angezweifelt –, dann ist das natürlich ein hochkomplexer Einfluss-faktor, für mich fast schon eine Naturreaktion auf das, was wir mit der Natur gemacht haben. Die Natur reguliert sich top-down über ein Virus.

Das sind schon mächtige Einflussfaktoren, die wir entspre-chend berücksichtigen müssen. Das haben wir die letzten Jahr-zehnte nicht gemacht, wir sind immer davon ausgegangen, dass wir das Zentrum des Universums sind und mit Natur so umgehen können, wie wir das getan haben. Das ist natürlich nicht richtig, auch die Natur wird sich aufgrund unseres Verhaltens verändern und sie wird zurückschlagen.

Wie gesagt, gerade in der COVID-19 Krise hat man nicht rich-tig auf die psychoneuroimmunologischen Zusammenhänge ge-schaut. Ein Beispiel, ich denke da an Ischgl. Es gibt in der Psycho-neuroimmunologie das Konstrukt des *Sickness Behavior*. Es handelt sich um ein Anpassungsphänomen. Wenn Menschen in-fiziert sind, dann setzen sie Immunstoffe frei, inflammatorische bzw. Entzündungs-Zytokine, die sorgen dafür, dass wir uns in An-passung an Infektionen auch psychisch verändern. Das kennt jeder, man ist müder, man ist erschöpft, man isst weniger, man zieht sich zurück, ist ein bisschen depressiv, gereizt, und man möchte mit Menschen auch keinen Kontakt haben, man schläft viel. Das heißt, es ist das Immunsystem selbst, das uns in den Hei-lungsprozess bringt, damit wir energetisch den Infektionsprozess gut bereinigen können. Alles Sonstige würde uns ja die Energie nehmen, um mit dem Infektionsprozess fertig zu werden. Das ist eine hochclevere Strategie des Immunsystems, uns schachmatt zu setzen, damit wir in die Heilung gehen können.

Jetzt geben uns aber ein gewisser Lifestyle und entsprechende Medikamente die Möglichkeit, dieses Sickness Behavior wegzumachen. Es ist ja fast schon ein Kulturgut, wenn man sich krank fühlt, zu Aspirin oder zu Ibuprofen zu greifen und so sein Krankheitsverhalten und -erleben zu unterdrücken. Die Infektion ist aber immer noch da. Ich habe hier so eine Fantasie – das muss noch wissenschaftlich untersucht werden, aber als Psychoneuroimmunologe darf man ja denken –, was Ischgl betrifft: Menschen, Touristen, die viel Geld dafür ausgeben, um in Urlaub zu fahren, die sich erst einmal beim Skifahren verausgaben und dann am Abend noch in die Bar wollen – man geht ja nicht umsonst nach Ischgl –, dass die sich entsprechend mit Aspirin wappnen. Und wenn sie dann einen Anflug von Krankheit spüren, sowohl Barkeeper wie Touristen, dann nehmen sie diese entzündungshemmenden Substanzen ein. Sie unterdrücken damit das Sickness Behaviour, sind dabei aber hoch infektiös. Meine Überlegung in diesem Zusammenhang ist: ob nicht genau sie die Spreader waren – und noch sind.

Darüber wird ja nicht geredet. Es ist von niemandem zu hören, dass man Aspirin eigentlich in der COVID-19-Krise nicht nehmen sollte. Das ist ein Zeichen für reduktionistische Medizin, die nur auf das Virus schaut. Aber würden wir auf den Menschen schauen, würden wir auf sein Verhalten schauen, darauf, was Menschen gewohnt sind zu tun, wenn sie eine Infektion spüren, dann wären wir vielleicht weiter. Dann würde man nicht dauernd von asymptomatischen Menschen sprechen, sondern die Überlegung anstellen, dass diese vielleicht in Wirklichkeit hoch symptomatisch sind, aber ein Medikament genommen haben, um sich in den asymptomatischen Zustand zu bringen und sich selber vorzugaukeln, gesund zu sein. Und was vielleicht noch viel schlimmer ist: den anderen auch nicht mitzuteilen, dass sie krank sind. Sie machen den Eindruck von gesunden Menschen, sind aber hochinfektiös. So können sich die anderen natürlich auch nicht schützen. Das sind so Sachen, bei denen ich mir denke: Wahnsinn. Wenn man als Psychoneuroimmunologe mit diesem Skandal der

Medizin, der Schulmedizin, der Biomedizin konfrontiert wird, dann ist das schon heftig. Mangelndes Komplexitätsdenken in der Medizin schafft für meine Begriffe unglaubliche Kollateralschäden im Laufe der nächsten Jahrzehnte.

GK: *Das war auch der Fall bei jener Geschichte, die herangezogen wurde, um die asymptomatische Infektion zu beweisen. Es hat sich später herausgestellt, dass die Frau, um die es sich handelte, in Wirklichkeit sehr stark unter Immunsuppressoren stand und deswegen auch keine Symptome entwickelt hatte. Würden Sie sagen, diese ganze Krise ist ein Zeichen für das Versagen der Schulmedizin?*

CS: Absolut. Das ist die größte Krise der westlichen Medizin. Das ist, was es brauchte, um sie schonungslos zu entlarven. Es gibt eine Chance der Veränderung, wenn das Drama, die Katastrophe die Möglichkeit bekommt, aufgearbeitet zu werden. Das wird wohl länger, vielleicht Jahrzehnte dauern. Es muss noch viel darüber geschrieben werden, damit das wirklich in das Bewusstsein der Menschen kommt.

GK: *Was auch Jahrzehnte braucht, ist offenbar das Zusammenspiel von Missbrauch und Vernachlässigungserfahrungen in der Kindheit und Entzündungserkrankungen im Erwachsenenalter. So lange kann das dauern, bis sich das niederschlägt. Wenn eine Gesellschaft schwere Traumata erlebt hat, dann ist sie anfälliger für Entzündungskrankheiten. Kann man diesem Teufelskreis überhaupt entkommen?*

CS: Ja, es ist absolut ein Teufelskreis. Ich habe mir in den letzten Wochen immer wieder überlegt, ob wir nicht in selbstähnlichen Musterschleifen auch geschichtlich eingebunden sind. Wir merken selber an uns, scheint mir, dass wir immerzu etwas wiederholen, dass wir zyklische Prozesse durchmachen und auch nicht aus diesen Prozessen rauskommen, einem Wiederholungszwang nach FREUD. Das findet auch im ganz Großen statt. Ich denke da an die beiden Weltkriege, von so manchen wird das, was wir gerade erleben, fast mit einem Dritten Weltkrieg verglichen. Ich bin gar nicht so abgeneigt, dem zuzustimmen. Das haben wir in dieser Wucht einfach in den letzten achtzig Jahren, seit dem Zweiten Weltkrieg noch nicht erlebt. Da ist etwas im Gange, das wirklich eine ganz große Kraft hat. Es geht jetzt um die Frage: Wie kann man diese großen selbstähnlichen Muster durchbrechen? Ich meine, wir werden es durch Kulturtherapie durchbrechen können. Es geht um eine Aufarbeitung von Traumatisierung, die offensichtlich bisher nicht stattgefunden hat. Wir müssen das jetzt ernst nehmen, was da gerade passiert. Und wir werden uns auch mit Tiefenstrukturen auseinandersetzen müssen, mit der Aufarbeitung von Traumatisierungen, weltweit.

Hier stellt sich die Frage: Was ist denn überhaupt Neoliberalismus? Ist das eine Krankheit? Vielleicht. Eine Krankheit, die sich auch hier wieder in gleichgestalten Phänomenen zeigt wie Burn-out, eine Art unbewusster Leistungsverweigerung: »Ich kann nicht mehr, ich muss aufgeben, mein Körper entzündet, er macht mich schachmatt, lässt mich erschöpfungsdepressiv werden« – alles gleichgestaltige Manifestationen einer erschöpften Gesellschaft, eines erschöpften Menschen, Botschaften bis hinein in das Immunsystem, das entzündet. Wir haben hier in der Tat biopsychosoziale Musterbildungen, die auf verschiedenen Ebenen erkennbar sind, Manifestationen ein und desselben Phänomens sind.

GK: »Das erschöpfte Selbst«, von dem ALAIN EHRENBERG schon vor Jahren gesprochen hatte, jetzt sehen wir es vielleicht auch *im Großen. Was kann denn der Einzelne tun, um sich diesen Stressoren zu entziehen? Ist das denn überhaupt noch eine individuelle Entscheidung?*

CS: Das ist eine gute Frage. Gerade jetzt stellen sich diese Fragen, in der Krise. Ich komme immer wieder auf die Krise zurück, weil sie einfach so gewaltig ist. Ich kann auch meine sogenannte »normale« Forschungstätigkeit gar nicht machen, weil ich so von dem eingenommen bin, was gerade passiert und womit ich mich intellektuell auch sehr stark auseinandersetze.

Es gibt in dieser Hinsicht in der Gesellschaft derzeit verschiedene Gruppen, zunächst einmal sicherlich zwei große, die sich unterschiedlich verhalten. Die einen sind die, die zum Großteil alles so akzeptieren, was da passiert, oder zumindest mehr oder weniger akzeptieren, sich nicht wehren, sich nicht wehren können. Und dann gibt es noch eine andere Gruppe, eine Gegenkultur, die, man kann fast sagen, verzweifelt versucht, hier Dinge bekannt zu machen, auf Missstände hinzuweisen und auf den fehlgeleiteten Umgang mit Menschen. Hier gibt es eine positive soziale Veränderung, die im Begriff ist, sich zu entwickeln. Die große Frage wird sein, wie viele von der einen in die andere Gruppe kommen werden. Ich habe den Eindruck, von der Gruppe der Gegenkultur, die die Maßnahmen kritisiert, wird niemand in die andere Gruppe rübergehen. Das sind Menschen, die sich gewiss nicht impfen lassen wollen, weil sie weder vor dem Virus Angst haben noch dem sozialen Druck erliegen, die auch nicht meinen, sie könnten sich mit der Impfung die Freiheit wiederholen. Ganz im Gegenteil, mit einer Impfung, die ich erhalte, aber eigentlich nicht haben möchte, gebe ich bekannt, dass ich meine Freiheit aufgegeben habe. Mit einer Impfung, die ich selber nicht haben möchte, das ist der Punkt. Wenn Menschen das machen wollen, dann sollen sie das tun. Aber ich denke, jeder soll die Freiheit haben, sich impfen zu lassen oder nicht. Nochmals: Ich glaube nicht, dass Menschen, die dies nicht wollen, jemals zum anderen Lager wechseln werden. Vielleicht geht der Strom aber in die andere Richtung, vielleicht wird es vermehrt Individuen geben, die sich wehren und so auch gesellschaftliche Veränderungen schaffen. Vielleicht wird das in Zukunft zu neuen soziokulturellen Veränderungen führen, die menschengerechter, naturgerechter sind.

Bei allem, was ich bisher an unmenschlichem Umgang mit der Bevölkerung in den letzten 14 Monaten erlebt habe, kann ich es nicht mehr akzeptieren, was da in der Welt passiert: verhungernde Kinder in Afrika, verbrennende Schwangere in Lesbos, Waffenlieferungen, Tier-KZs, damit wir unser Fleisch kriegen – alles Aspekte, bei denen ich mir denke: Es ist aus. Ich kann nicht mehr, ich kann auch niemanden mehr wählen, der in irgendeiner Form mit so was in Verbindung steht, das hat Corona noch ein Stück deutlicher aufgedeckt.

Was der Umgang mit COVID-19 aufdeckt, das ist mangelnde Pressefreiheit, Verlust der Demokratie, eine Medizin im Goldrausch, völlig außer Rand und Band, habe ich den Eindruck. Datenschutz wird verletzt, Aufklärungspflichten werden verletzt, es werden wesentliche Erkenntnisse der Wissenschaft ausgeklammert, es gibt nur mehr die eine Seite. Schwangere werden mit experimentellen genbasierten Stoffen geimpft, Kinder werden damit geimpft, ich meine, das ist eine menschliche Katastrophe. Und das hat eine Medizin zu verantworten, mit einem bestimmten Menschenbild, das derart verrückt und weg vom Menschsein ist, vom Leben, dass wir uns auch nicht wundern müssen. Das gehört jetzt beseitigt. Das gehört fundamental verändert.

GK: *Dieses Unbehagen hatten vielleicht auch schon andere. Aber man ist trotzdem mit der Masse mitgeschwommen. Doch jetzt stellt man fest, dass man mit dieser Masse nicht mehr mitschwimmen möchte. Der Widerstand kann auch zu Vereinzelung führen, viele sind nämlich in ihrer sozialen Umwelt die*

Einzigen, die so denken und so fühlen. Was für unser Immunsystem und überhaupt für unser psychisches Wohlbefinden wichtig ist, das ist aber die Gruppe, auch die Nähe, die körperliche Nähe und das gemeinsame Miteinander. Das wird nun erschwert. Gibt es da irgendwie einen Weg zu einem nachhaltigeren Widerstand, dass man sich mit anderen besser zusammenschließt und auch für sein eigenes Immunsystem diese Nähe und Verbindung zulassen kann?

CS: Wenn man jetzt auf dieser Ebene versucht, Ratschläge zu geben, dann würde ich mit Sicherheit versuchen, den eigenen Informationsspielraum zu erweitern. Zu wissen, wo ich meine Informationen herkriege, das wäre mir schon einmal wichtig. Die Mainstreamwelt der Maßnahmenbefürworter und der Impfbefürworter, die hat ein bestimmtes Framing, ein bestimmtes Narrativ. Dieses Narrativ lautet: Wir können uns nur befreien von diesem Ganzen, wenn das Virus nicht mehr existiert. Der Wahnsinn schlechthin ist das COVID-Zero-Konzept. Das ist die dümmste Äußerung, die man sich vorstellen kann, die noch dazu von Virologen kommt. Die beschäftigen sich tagtäglich mit nichts anderem als mit Viren und reden dann von Zero. Eine Pandemie ist doch viel zu komplex, um sie einfach so ausrotten zu können.

Also nochmals, Informationen erweitern, diversifizieren, das ist auf jeden Fall wichtig, man sollte verschiedene andere Aspekte mitbekommen. So eine Information reduziert Angst. Reduktion von Angst schafft bessere Immunität. Wenn man sich fragt: Wie kann ich mich denn dann schützen? Dann würde ich auf jeden Fall sagen: Selbstwirksamkeit und Kontrollerleben wiedergewinnen. Momentan ist die Strategie ja die, dass die Menschen ihre Selbstwirksamkeit abgeben sollen, dass sie in Abhängigkeit geraten, das tun, was die anderen ihnen vorschreiben, brav mitmachen und sich möglichst nicht mehr als selbstwirksam erleben. Das tun ja auch die wenigsten zur Zeit. Wir wissen, interessanterweise eben auch aus der Psychoneuroimmunologie, dass solche Faktoren aber immunsteigernd sind. Wir können uns vor einer viralen Infektion schützen, wenn wir uns selbstwirksamer und kontrollerlebender verhalten. Das ist schon einmal nicht schlecht.

Sie sagen, dass die Gruppe der Corona-Kritiker jetzt langsam in ein Burn-out geht. Ich würde eher sagen: Wir haben ein starkes Zusammenhaltsgefühl, ich erlebe massiv, dass die Menschen, die sich hier auflehnen – vor allem die kleine Gruppe, die Hardliner sind –, nie aufhören würden, für ihre Ideen zu kämpfen. Ich meinerseits fühle mich hoch selbstwirksam. Ich habe das Gefühl, dass im Hinblick auf meine kritische Haltung der Medizin gegenüber diese Medizinkrise eine der tollsten Zeiten ist, die ich in meinem Leben erleben durfte. Weil ich alt genug bin, erfahren genug, ich denke, auch selbsterfahren genug – ich war lange genug in psychoanalytischer Therapie –, um die Grenzen zu erkennen, um nicht in Selbstschädigung zu geraten. Wenn man Ideen hat, die die anderen nicht teilen und bei denen die anderen nur darauf lauern, einen fertig zu machen und ins Abseits zu stellen, dann ist das sehr wichtig, dass man auch weiß: Vorsicht! – Und dass man seine eigenen Grenzen kennt und nicht aggressiv und selbstschädigend unterwegs ist. Ich denke, das habe ich so weit im Griff, abgesehen von ein paar Nebeneffekten. Natürlich werde ich von der Ärztekammer angegriffen, natürlich werde ich von meiner eigenen Universität angegriffen, das ist so, dagegen muss ich standhaft bleiben und sauber damit umgehen, aber das gehört dazu. Damit musste ich rechnen. Wie gesagt, ich habe den Eindruck, dass das eine Zeit ist, die guttut, weil sie mich in meiner kritischen Sicht bestätigt.

Das ist natürlich nicht zynisch zu begreifen für die vielen, die jetzt leiden und denen es schlecht geht. Diejenigen, die helfen, dass sich etwas verändert, die müssen gesund bleiben. Wenn wir jetzt in den Burn-out gehen, dann war's das. Ich sage auch immer: Wir, diese Gruppe, wir müssen überleben. Die Frage ist nur, ob wir überleben dürfen. Das klingt ein bisschen dramatisch, vielleicht auch überzogen. Die vergangenen Monate haben klar gezeigt, dass Demokratie sehr, sehr brüchig ist. Mag sein, dass es in gewisser Weise während einer Pandemie auch diktatorisches Handeln braucht, wenn es darum geht, zu entscheiden, was wir am besten machen, um gegen das Virus vorzugehen. Da muss es eine Leitung geben. Diese Leitung muss klar und straight sein, vielleicht auch autoritär, gar keine Frage – aber da ist eben mehr passiert, die Regierung hat ihre Macht missbraucht. Und Corona deckt auf, wir haben in unserer Gesellschaft wirklich tiefe Probleme und gegen die müssen wir jetzt angehen. Diese Counterculture, die sich da gerade formiert, muss eine Erlaubnis bekommen, zu leben. Vielleicht kommt bei denen, die auf all die schimpfen, die sich nicht impfen lassen wollen, ja etwas an.

Das Narrativ, das im Hinblick auf die Impfung vermittelt wird, ist: Wenn man sich impfen lässt, dann ist man doch geschützt. Wenn man geschützt ist – und diese Menschen meinen ja auch, dass sie das Virus dann nicht weitertragen können – ist man in seiner Gruppe eigentlich gut aufgehoben. Die andere Gruppe, die sich nicht impfen lässt, ist folglich, dem gleichen Narrativ folgend, ungeschützt, infektiös und wird sich im weiteren Verlauf der Pandemie selbst ausrotten, so wohl das Narrativ, es herrscht also ein gewisses Evolutionsprinzip. Es sollte akzeptiert werden, dass die Nichtgeimpften einfach so weiterleben dürfen und die Geimpften auch. Das hieße, dass in der Schule ungeimpfte Kinder genauso willkommen sind. Ich möchte meine Kinder nicht in einer Kultur haben, wo geimpft werden muss, in diesen autoritären Strukturen. Ich bin überzeugt, dass in alternativen Schulen ohne Impfpflicht, die jetzt hoffentlich entstehen oder entstehen dürfen, etwas Gutes passiert. Ich möchte meine Kinder auch nicht dem Einimpfen von soziokulturellen Vorurteilen aussetzen, ich möchte meine Kinder in jeder Hinsicht freier kriegen, sie auch in

Schulen sehen, wo ihnen Komplexeres beigebracht wird als das, was derzeit unser Bildungssystem zu bieten hat. Lasst die Nichtgeimpften ihre Welt schaffen!

GK: *Könnte das auch dahin gehen, dass auch Kinder zu Selbstwirksamkeit und Kontrollierbarkeit befähigt werden, nach den Prinzipien der Salutogenese nach AARON ANTONOVSKY? Sollte man nicht erstmal darüber nachdenken: Was brauchen wir eigentlich, um gesund und nicht krank zu sein? Wie kann Gesundheit entstehen? Wäre das etwas, wo vielleicht auch die Gesellschaft, die Medizin, die Wissenschaft, aber auch die Politik sinnvoll darauf blicken sollte? Sollte man Maßnahmen zur Salutogenese ergreifen?*

CS: Das wird die Schulmedizin aber nicht tun. Diesen Herrschaften traue ich das nicht mehr zu, das ist erledigt, das Kind ist in den Brunnen gefallen. Lenken wir lieber unseren Blick auf eine neue Medizin. Diese neue Medizin wird für meine Begriffe zwei feste Pfeiler haben: Da ist zum einen die Systemtheorie, ich bin fest davon überzeugt, dass eine neue Medizin dort ganz viel Spannendes erwartet, und zum anderen ist da das Unbewusste, die Psychodynamik. In der derzeitigen Medizin sind diese beiden Aspekte nicht vorhanden. Im Gegenteil, es wird ganz viel Unheil durch das Nichtwissen um unbewusste Prozesse angerichtet. Diese beiden Pfeiler, die würde ich mir jetzt für eine neue Medizin wünschen.

Und es braucht natürlich auch eine neue Kultur, man kann Medizin nicht ohne Kultur denken. Wir können keinen Paradigmenwechsel in der Medizin schaffen, wenn wir keinen Kulturparadigmenwechsel schaffen. Raus aus der Maschinenmedizin, der Maschinenideologie, weg von höher, schneller, weiter, kräftiger, größer, jünger – weg von all dem, was uns alle in diesem industrialisierten, mechanisierten Konstrukt von Gesellschaft und Kultur seit Jahrzehnten quält. Ich denke, es muss sich sehr viel in Richtung einer neuen Weichheit, einer neuen Emotionalität ändern. Emotion ist nicht schwach. Das würde alles dazu gehören.

Salutogenese betreiben, auf unsere Gesundheit schauen, nicht warten, bis Menschen reparaturbedürftig sind, um dann entsprechend an ihnen Geld zu verdienen, sondern früh intervenieren, früh heißt für mich, gleich, wenn ein Kind auf der Welt ist, nein noch früher, während der Schwangerschaft. Wir wissen aus der Psychoneuroimmunologie, dass es Effekte auf das Immunsystem des Fetus hat, wenn die Mutter gestresst ist, damit ist sehr gestresst gemeint. Einen ganz normalen Alltagsstress schirmen eine Plazenta und andere Mechanismen ganz gut ab. Aber wenn dies schwere Belastungen sind, wie zum Beispiel bestimmte Folgen von COVID-19-Maßnahmen, dann haben wir zu erwarten, dass sie Kollateralschäden bei Schwangeren auslösen, dass die Immunentwicklung bei diesen ungeborenen Kindern dann gestört ist. Das kann auch nach der Geburt so weitergehen. Es gibt viele Gründe anzunehmen, dass während der COVID-19-Krise in vielen Wohnungen Misshandlungen und Traumatisierungen stattgefunden haben, hinter verschlossenen Türen. Meine eigenen Kinder sind hier hochprivilegiert. Doch es gibt ganz viele Kinder da draußen, die in kleinsten Wohnungen auf engstem Raum zusammenleben. Vielleicht verliert der Vater gerade seinen Job, hat Existenzängste, greift zum Alkohol, wird emotional instabil, misshandelt Familienmitglieder emotional, körperlich oder sexuell; das kann natürlich genauso die Frau tun, gar keine Frage. Mit Sicherheit haben hier Dramen stattgefunden, in der Psychiatrie und der Kinderpsychiatrie sind sie ja schon zu beklagen. Die einzige Triage, die bisher stattgefunden hat, war übrigens auf der Kinderpsychiatrie und nicht auf den Intensivstationen.

Es ist ja auch interessant, wenn man das so in Form von Zahlen sieht. Da sieht man das verfehlte System, aber letztlich an einer anderen Ecke, dort wo es noch viel gefährlicher ist. Kinder kommen jetzt auf Kinderpsychiatrien, können dort aber nicht angenommen werden, weil die überfüllt sind, das sind die Kinder, die keine Behandlung bekommen, wenn es um ihre Traumatisierung geht und ihre Misshandlungen, was weiß ich, was sie erlebt haben in diesen vergangenen 14 Monaten. Und wenn diese Kinder jetzt viele Traumatisierungen haben, dann werden sie der Statistik nach früher sterben. Weil das Immunsystem sich entsprechend fehlentwickelt, über die vielen Jahre, wenn hier keine Behandlung stattfindet. Es wird Entzündungserkrankungen der Weg geebnet, die einfach früher eintreten: Herz-Kreislauf-Erkrankungen, Krebserkrankungen, Autoimmunerkrankungen – das ist alles bewiesen, in großen Forschungen, großen Projekten. Das ist *evidence based medicine*, leider kennen die wenigsten Biomediziner und Schulmediziner diese Daten. Würden sie über das Drama Bescheid wissen, das sich da abspielt, dann denke ich, würde sich auch die Medizin anders aufstellen, sie würde viel lauter bei diesen menschenverachtenden Maßnahmen rufen. Das hat sie nicht getan, weil sie für meine Begriffe fehlgebildet ist und das muss sich eben ändern.

Da sind wir wieder bei der neuen Kultur, die würde ganz früh intervenieren, die würde so etwas nicht akzeptieren. Sie würde früh bei Kindern, bei Babys, bei Feten intervenieren und schauen, dass Schwangere gut in ein positives psychosoziales Umfeld eingebettet sind. Sie würde darauf achten, dass in entsprechenden positiven Zusammenhängen Kinder eine sichere Bindung erfahren, sie salutogenetisch gefördert werden und ihr Kohärenzgefühl gemäß ANTONOVSKY von Beginn an entwickeln können. Wir wissen aus der Psychoneuroimmunologie, dass soziale Beziehungen der Gesundheitsfaktor schlechthin sind. Soziale Unterstützung, ein diverses soziales Umfeld, das ist alles Lebenselixier und das wird auf massivste Weise vernachlässigt.

GK: *Und trotzdem gibt es diese Gegenkultur, von der Sie spre-chen, die versucht, hier Widerstand zu leisten. Vielleicht ist sie bereits der Grundstein einer neuen Kultur, die von einem an-deren, einem ganzheitlichen Menschenbild getragen ist und die auch Gesundheit neu im Sinne der Salutogenese denkt. Und Sie tragen dazu mit Ihren Einlassungen, Ihren Vorträgen, Ihren Büchern und Ihrer Forschung bei. Vielen Dank für das schöne Gespräch.*

ANHANG

E-MAIL EINES ALLGEMEINMEDIZINERS, 04. 10. 2021

Sehr geehrter Herr Prof. SCHUBERT,
ich habe Sie schon mehrfach in Diskussionen wie zum Beispiel das Expertengespräch im Koppverlag u.a. mit dem von mir sehr geschätzten Prof. WALACH erlebt, zuletzt in der Gesprächsrunde »Talk im Hangar 7 – Ungeimpfte unerwünscht: Wie schlimm wird der Corona-Herbst?« Aufgefallen ist mir immer Ihre sachliche, kompetente, differenzierte Argumentation, die den Menschen in seiner Gesamtheit wie auch in seiner Individualität sieht.

Kurz zu meiner Person: Ich bin Jahrgang 1959 und arbeite seit 30 Jahren als niedergelassener Allgemeinmediziner. Ich versuche, moderne Medizin sowohl diagnostisch als auch therapeutisch mit Ernährungsmedizin und Homöopathie zu kombinieren. Ich arbeite in einem Netzwerk u.a. mit Kardiologen, Gastroenterologen, Radiologen, Orthopäden, Chirurgen und Psychologen zusammen.

Mein Ansatz in der Praxis ist immer, auch herauszufinden, was kann und möchte der Mensch, der vor mir sitzt, auch selber tun, um seine Situation zu verbessern. Dazu benötige ich erst mal Zeit, um zuzuhören.

Ich kalkuliere für einen neuen Patienten max. 3 Stunden ein (d. h. dieses Zeitfenster blocke ich, bei Kindern und Jugendlichen kann es auch kürzer sein). Dann arbeite ich innerhalb einer Woche alle Daten aus und ziehe ggfs. Fachleute hinzu, um in einer weiteren Sitzung von einer Dauer von ca. 1 bis 1,5 Stunden ein Konzept zu erstellen, welche Behandlungsmethoden möglich und sinnvoll sind und auch für den Patienten in seiner jeweiligen Lebenssituation am ehesten passen. Hier reicht die Spanne von reiner Verhaltens- und Psychohygiene, Ernährungsoptimierung, Lebensführungsverbesserung, Gelenkaustausch, Homöopathie, Physiotherapie, Osteopathie über Psychotherapie bis hin ggfs. zur Chemotherapie oder Operationen, um nur einiges zu nennen.

Seit Corona hat sich mein Praxisalltag dramatisch verändert. Bis Januar 2021 (d.h. vor Einführung der Impfung) war die Arbeit kein Problem. Ich konnte den meisten Patienten eine Perspektive geben, ihnen aufzeigen, dass sie nicht wehrlos dem Virus gegenüber sind. Ich habe über Psychohygiene, mehr Bewegung, gesündere Ernährung, orthomolekulare Medizin usw. die meisten Patienten stabil halten können und in meiner Praxis zwar Coronafälle (52) gehabt und behandelt, dabei aber keinen einzigen Fall ins Krankenhaus einweisen müssen oder verloren.

Seit Einführung der Impfung spitzt sich die Lage jetzt von Tag zu Tag zu.

Zum einen gibt es psychosozial in den Familien bis in Paarbeziehungen hinein massivste Konflikte um das Impfen. Durch permanente Druckerhöhung, z. B. für Studenten, sich alle 2 Tage ab Oktober kostenpflichtig testen zu müssen oder für Angestellte bei Quarantäne keine Lohnfortzahlung mehr zu erhalten, ergibt sich eine Not- und Verzweiflungslage, die ich nur noch als kriegsähnlich bezeichnen kann und das Ganze vor dem Hintergrund der exzessiven Nebenwirkungen der Impfungen. Mittlerweile behandle ich tgl. ca. 50 Prozent Nebenwirkungen, ohne dass den meisten Patienten das bewusst ist. Schwäche, Konzentrationsstörungen, undefinierbare Schwindelgefühle, eine typische Aussage wäre: Ich habe das Gefühl, ich stehe neben mir.

Insbesondere bei jungen Patienten, die Corona hatten und sich dann auf Druck haben impfen lassen, sehe ich schwerste Infekte mit bakteriellen Superinfektionen, die mehrfache Antibiotikakuren benötigen. Ebenso schwere Pathologien, die zu Krankenhauseinweisungen führen wie Leberabszesse aufgrund kleinster Gefäßverschlüsse, Pfortaderthrombosen mit Ascitesbildung, Verschluss kleiner Blutgefäße an der Magenrückwand, Wiederaufkeimen alter geheilter Symptome wie Neurodermitis, wöchentlich wiederkehrende Ohnmachten, Tumorpatienten, die viele Jahre rezidivfrei waren, bekommen Rückfälle usw.

Zu diesen Wirkungen kommen die ganzen psychischen Belastungen. Wenn eine alleinerziehende Mutter keine Lohnfortzahlung im Quarantänefall bekommt, ist ihre Existenz bedroht. Eltern, die aufgeklärt sind, sehen sich durch militant impfbefürwortende Lehrer mit dem Willen ihrer 14-jährigen Kinder, sich unbedingt impfen lassen zu wollen, konfrontiert. Ich habe noch nie so viele Empfehlungen zu Psychotherapien abgegeben.

Der Anlass für meinen Brief war Ihr Hinweis in der Diskussionsrunde auf ADE (infektionsverstärkende Antikörper), dem ich zustimme. Völlig fassungslos war ich über die völlig selbstunkritische, aggressive Argumentation des Immunologen, der in keiner Weise Impfnebenwirkungen auch nur erwägt, da er nie am Menschen arbeitet. Den meisten meiner Patienten, die sich haben impfen lassen, ist der Zusammenhang ihrer Beschwerden mit den Impfungen gar nicht bewusst. Oft waren sie ja schon bei Spezialisten wie Kardiologen und Neurologen, die nie auf den Zusammenhang hinweisen, da die meisten von ihnen ja selbst geimpft sind und das auch nicht wahrnehmen wollen.

Ein weiteres Problem ist die Suizidrate. Ich kann mich in den vergangenen Jahren nur an einen Suizid im Umfeld meiner Patienten erinnern. Dieses Jahr gab es schon 5 Suizide im Praxisumfeld und leider suizidierte sich erst kürzlich eine 17-jährige Patientin.

Im Moment versuche ich die übriggebliebenen Ungeimpften aufzufangen, indem ich Kreuzimmunitätstests anbiete, die, wenn auch nicht anerkannt (da schlichtweg in den Gesetzen nicht vorgesehen), den Patienten bei positiven Werten eine moralische Stütze geben, um sich gegen Anfeindungen zu erwehren und durchzuhalten.

Alles in allem eine wahnsinnige, albtraumartige und kraftzehrende Situation. Kollegen wie Sie geben mir immer wieder von Neuem die Kraft durchzuhalten, da ich manchmal an den Grundwerten und dem unreflektierten Menschenbild der sogenannten modernen Medizin verzweifle und mich so manches Mal schäme, zu den Medizinern zu gehören.

Ich hoffe ähnlich wie Sie, dass diese Krise eine Chance beinhaltet, unsere Medizin neu zu reflektieren und den Menschen in seiner Einzigartigkeit, seinen enormen Potentialen zu fördern sowie medizinische, wissenschaftliche Ressourcen optimal in einem wertschätzenden Umgang aller Fachrichtungen gleichberechtigt im Sinne der Patienten optimal zu nutzen. Und was mir immer wichtig ist, ist auch die Therapeuten selbst nicht zu vergessen, die lernen sollten wertschätzend, selbsterkennend, selbstkritisch selbstgesundheitsfördernd mit sich umzugehen.

Halten Sie es für sinnvoll, ein länderübergreifendes Netzwerk von ähnlich denkenden Medizinern zu etablieren? Vielleicht gibt es das ja schon und ist mir nicht bekannt. Dann wäre ich für einen Hinweis von Ihrer Seite sehr dankbar.

Ich möchte mich bei Ihnen für Ihren außerordentlichen Mut und Ihre immer wiederkehrende Präsenz in den Medien aller Widerstände zum Trotz bedanken.

Ich glaube, Ihnen ist nicht bewusst, wie hilfreich Ihr Wirken ist. Mich motiviert und stützt es, weiter durchzuhalten.

Nochmals besten Dank, in Verbundenheit mit den allerbesten Wünschen und Grüßen, A. K.

P.S.: Leider höre ich immer mehr von Kollegen, die ungeimpfte Patienten nicht mehr behandeln wollen.

Ein Artikel, der in die gleiche Richtung geht, erschien in der *Rheinzeitung* vom 29. 09. 21. Die zitierte Kollegin HEUSER-COLLIER ist Ihnen bestimmt bekannt.

Lieber Herr Prof. Dr. Dr. SCHUBERT,

dieser Text wird wahrscheinlich doch etwas länger als gedacht, aber ich fände es toll, wenn Sie ihn dennoch lesen könnten.

Ich bin Mama von zwei wunderbar selbständig denkenden und auf ihr Bauchgefühl hörenden Töchtern (13 und 9 Jahre alt). Das Gebiet der PNI verfolge ich schon seit einigen Jahren sehr interessiert, aber seit der Corona-»Pandemie« noch intensiver.

Ich habe alle Ihre Gespräche/Interviews gesehen (»Papa-Talk«, »Gespräch mit GUNNAR KAISER«, »Talk im Hangar 7«, etc.). Sie sprechen mir jedes Mal aus der Seele, und ich kann aus Ihren Worten so viel neue Kraft ziehen, um in dieser »komischen« Zeit weiter auf mein Bauchgefühl zu hören. Meine Familie ist ungeimpft und das bleibt auch so. Ich bin seit der Geburt meiner ersten Tochter eine richtige Löwenmutter, wie man so schön sagt. Meine beiden Töchter sind hochbegabt (und hochsensibel), was leider in der Gesellschaft (und vor allem auf der damals noch staatlichen Schule) oft zu Problemen geführt hat. Aber ich habe immer auf mein Bauchgefühl gehört und mich nicht von den Lehrern, die meine Töchter privat gar nicht kannten, abwimmeln lassen. Das Überspringen einer Klasse bei meiner großen Tochter durchzusetzen hatte sehr viel Kraft und Nerven gekostet, die vorzeitige Einschulung bei meiner zweiten Tochter zu erzwingen noch viel mehr. Aber es hat sich gelohnt, da sich durch das Überspringen bzw. die vorzeitige Einschulung damals körperliche Symptome einer Unterforderung bei den Mädels sofort gelegt hatten, da wir die Ursache für die Symptome »bekämpft« hatten und nicht nur die Symptome selbst.

Auch wenn es um medizinische Sachen geht, höre ich viel auf mein Bauchgefühl. Meine große Tochter hat in ihren 13 Lebensjahren erst einmal ein Antibiotikum bekommen und meine kleine Tochter in ihren 9 Lebensjahren noch nie. Natürlich würde ich, wenn es gar nicht anders geht, auch Antibiotika etc. zulassen. Ich bin absolut kein Gegner der Schulmedizin. Ich betrachte wie Sie den Menschen aber als Ganzes. Lieber Ursachen behandeln als nur Symptome.

Worauf ich aber eigentlich hinaus wollte, ist, dass, als es in der »Pandemie« mit dem Maskentragen anfing, ich sofort innerlich gespürt habe, dass das vor allem für die Kinder nicht richtig sein kann. So etwas hat die Natur einfach nicht vorgesehen, dass Kinder durch ein Stück Stoff atmen sollen. Ich kann es schlecht erklären, aber immer wenn ich ein Kind mit Maske sehe, dann zieht sich bei mir im Körper alles zusammen und dann ist da so ein unbeschreiblich komisches/unwirkliches/falsches Gefühl. Ich kann es leider nicht besser beschreiben. Meine Töchter haben es auch mit den Masken probiert, aber sie haben immense Probleme damit gehabt. Ich hatte mir anfangs nichts anmerken lassen, um sie nicht zu beeinflussen beim Thema Masken, aber vielleicht haben sie es unterschwellig wahrgenommen, dass das einfach nicht richtig sein kann (zumindest nicht in der aktuellen »Pandemie«) oder sie können mich lesen wie ein offenes Buch.

Da ich eine sehr gute und vertrauensvolle Beziehung zu dem Kinderarzt von meinen Töchtern habe, hatte er für beide letztes Jahr ein Maskenattest ausgestellt (ich muss dazu sagen, dass beide wirklich unter Übelkeit, Kreislaufproblemen etc. geklagt hatten – also kein Freundschaftsattest). Als dann die Maskenpflicht in der Schule kam, hat die Schule bzgl. der Atteste Gott sei Dank keinerlei Probleme gemacht. Auch für die Lehrer ist es kein Problem, dass meine Töchter ohne Maske in der Schule sind. Einzig von den Klassenkameraden kamen anfangs wirklich schlimme Beschimpfungen, aber nachdem wir ein Gespräch mit der Schule hatten, ist das alles mittlerweile kein Thema mehr dort (ich muss dazu sagen, dass beide mittlerweile auf eine internationale private Schule in Erlangen gehen, da hat man etwas mehr Mitspracherecht als an einer staatlichen Schule). Erschreckend ist aber, dass in der Klasse von meiner großen Tochter nur ein Junge und sie nicht geimpft sind, der Rest der Klasse ist geimpft. Und auch in der Klasse von meiner kleinen Tochter sind schon 7 Klassenkameraden (sie sind erst 10 und 11 Jahre alt!!) geimpft – da fragt man sich, welcher Arzt so etwas macht. Wo soll das noch hinführen?? Wenn ich dann auch noch Eltern reden höre, dass die Kinder das ja »so toll mit den Masken machen«, dann stellen sich bei mir die Nackenhaare auf.

Auch war es bei uns in der Familie nie ein Thema, dass die Kinder eventuell »Schuld« am Tod von Oma und Opa sein könnten, wenn sie sie umarmen und dann unwissentlich infizieren (da gab es ja hier in Deutschland so ein »tolles« Panikpapier von der Regierung). Oma und Opa sind geimpft, weil sie jetzt in Rente sind und verreisen möchten. Angst vor Corona haben sie nicht. Ich hatte anfangs noch versucht, sie umzustimmen und Studien über Studien an sie herangetragen. Aber für sie stand fest, dass, falls die Impfung sie in drei Jahren »dahinrafft« (O-Ton), sie dann wenigstens noch drei Jahre schöne Urlaube hatten als 20 Jahre noch zu leben und nicht verreisen zu dürfen. Das haben wir natürlich so akzeptiert, auch wenn es schwergefallen ist. Die Kinder knuddeln sie nach wie vor und es war auch in der ganzen »Pandemie« nie anders gewesen. Anfangs hatte ich noch versucht, viele aus unserem Bekanntenkreis zu überzeugen, sich auch mal andere Studien bzw. Informationen zusammenzusuchen, als ausnahmslos den öffentlich-rechtlichen Medien zu glauben. Aber mittlerweile hab ich es aufgegeben. Leider hat sich unser »alter« Freundeskreis sehr verkleinert, aber das ist dann nun einmal so. Aber auf der anderen Seite haben sich neue Freundschaften gebildet, die auf einer ganz anderen Ebene sind. So merkt man, dass das Leben ein ständiger Wandel ist.

Ich glaube ganz fest, dass Krankheiten Zeichen des Körpers bzw. der Seele sind und man nicht einfach nur Symptome behandeln darf. Ich selbst arbeite in einer Arztpraxis (als Einzige ungeimpft). Und wenn ich sehe, wie Patienten sich freuen, wenn sie mit einem Rezept in der Hand wieder gehen, weil das die »rettende Medizin« ist (bis das

Symptom wieder da ist), dann frage ich mich, wie kann man nur so wenig auf seinen Körper hören. Wenn ich z. B. mal Kopfschmerzen habe, dann probiere ich vorher alles Mögliche aus, um keine Tablette nehmen zu müssen (mehr Wasser trinken, frische Luft etc.). Ich frage mich manchmal, wie wohl eine Welt aussehen würde, wo alle Menschen nicht nur rein körperlich »therapiert« würden, sondern ganzheitlich. Ausnahmslos alle Menschen. Wäre bestimmt schön.

Zu Weihnachten werde ich mir Ihr Buch *Psychoneuroimmunologie und Psychotherapie* kaufen. Bin schon sehr gespannt darauf. Eine andere Frage hätte ich noch bzgl. des PNI-Kongresses 2022. Ist der nur für Fachleute oder für jeden zugänglich?

Liebe Grüße und vielen Dank, dass es Sie gibt und Sie so vielen Menschen Zuversicht schenken. D. M.

Lieber Herr Prof. SCHUBERT,

ich nehme mir schon länger vor, Ihnen zu schreiben, da ich Ihr kritisches Engagement in Sachen Corona schon eine ganze Weile mit größtem Interesse und noch größerem Gewinn verfolge.

Ich selbst bin Soziologe mit Interessenschwerpunkt im Bereich der kritischen Gesellschaftstheorie und beobachte ebenfalls bereits seit Beginn der Corona-Krise die Geschehnisse mit großem Befremden und inzwischen seit einigen Monaten im Grunde nur noch mit blankem Entsetzen. Einiges von dem, was seit letztem Jahr geschehen ist, ist ja dermaßen grotesk, dass man es mitunter, zumindest zeitweilig, als gesellschaftliche Farce oder als Realsatire genießen könnte (bei allem Ärger und Entsetzen habe ich in den letzten 15 Monaten tatsächlich auch viel gelacht über den haarsträubenden Unfug, den uns Politiker, Wissenschaftler und Medien tagtäglich zumuten). Auch bin ich durchaus geneigt, es unter »positive Aspekte« des Corona-Irrsinns zu verbuchen, dass mich das Ganze notgedrungen dazu gebracht bzw. genötigt hat, mich mit sehr vielen Bereichen zu befassen, mit denen ich mich davor wenig bis gar nicht beschäftigt hatte – von Epidemiologie, Virologie bis hin zur Immunologie. Ihr Arbeitsfeld, die Psychoneuroimmunologie, war mir bis vor einigen Monaten z. B. noch gar kein Begriff, und ich bin sehr froh und fasse es als enormen Erkenntnisgewinn auf, damit durch Corona erstmals in Berührung gekommen zu sein. Also ich kann und will gar nicht verhehlen, dass ich dank Corona ein sehr breites Weiterbildungsprogramm genossen habe, was ohne Corona vermutlich nicht der Fall gewesen wäre und das ich durchaus nicht mehr missen möchte. Aber inzwischen hat das Ganze, vor allem im Hinblick auf die Impfung, Ausmaße angenommen, die nur noch »zum aus der Haut fahren« und geradezu unerträglich sind. Und ich kann Ihnen so ziemlich in allem, was Sie dazu äußern, nur zustimmen.

Als kritischer Gesellschaftstheoretiker ist mein Zugang natürlich vor allem dadurch bestimmt und geprägt, dass ich mir bei konkreten gesellschaftlichen Phänomenen oder Entwicklungen immerzu die Frage stelle, was das über den Zustand der Gesellschaft insgesamt aussagt. Ich befasse mich schon geraume Zeit gesellschaftstheoretisch mit kapitalistischen Krisentendenzen, die ja ohnehin kaum zu übersehen sind, sei es ökologisch, sei es ökonomisch, sei es sozial. Und mir war schon lange vor Corona durchaus bewusst, dass wir aktuell in einer Epoche leben, in der die kapitalistische Gesellschaft an sich selbst, an ihren eigenen Widersprüchen zugrunde geht (oder aber – das wäre die Alternative – diese Widersprüche aufhebt und das Gemeinwesen auf andere Grundlagen stellt). Was ich mir jedoch – trotz aller Sensibilisierung für und langjährigen Beschäftigung mit gesellschaftlichen Krisentendenzen und de facto auch handfesten Erosions- und Zerfallserscheinungen – nicht vorstellen konnte, war, dass die Krise bzw. der vielleicht entscheidende Krisenschub (und danach sieht es m. E. sehr stark aus) auf diese Weise, quasi in Gestalt eines bizarren, globalen Nervenzusammenbruchs, kommen würde.

Im Nachhinein ergibt es für mich natürlich durchaus Sinn (soweit man in diesem Zusammenhang überhaupt noch von »Sinn« sprechen kann). Denn wir müssen uns vor Augen halten, dass wir es mit einem Zivilisations- und Gesellschaftsmodell zu tun haben, das durch seine extrem destruktive und in letzter Instanz selbstzerstörerische Produktionsweise sowie eine entsprechende, ebenso destruktive Naturbeherrschungsrationalität mittlerweile auf verschiedenen Ebenen vor dem Abgrund steht. Das hinterlässt auch auf sozialpsychologischer Ebene Spuren: Auch wenn es sich viele vielleicht nicht eingestehen wollen – zumindest eine blasse Ahnung davon, dass der gesellschaftliche Status quo zum Scheitern verurteilt und nicht mehr länger aufrechtzuerhalten ist, hatten oder haben vermutlich die meisten Menschen.

Und bereits in der »alten Normalität« standen große Teile der Menschen im oder unmittelbar vor dem Burn-out oder waren auf andere Weise psychisch schon ziemlich bedient (nicht zu vergessen, die seit Jahrzehnten systematisch betriebene kulturindustrielle Verblödung – das muss man hier wahrscheinlich auch leider in Rechnung stellen).

Die Nerven, so könnte man sagen, liegen also auf verschiedenen gesellschaftlichen Ebenen schon eine ganze Weile ziemlich blank, und es kann nicht wirklich überraschen, dass eine Gesellschaft in derart schlechter allgemeiner, aber eben auch psychischer Verfassung zu Überreaktionen und irrationalem Verhalten neigt. Genau davon, von einer krisenbedingt in zunehmende Irrationalität abgleitenden Gesellschaft sind wir m. E. in den letzten 15 Monaten Zeugen geworden. Das mag als umfassendes Erklärungsmodell soweit noch recht dürftig und vielleicht auch unbefriedigend sein, aber ich denke, hier wäre im Sinne einer Ursachenforschung anzusetzen und die Corona-Krise adäquat einzuordnen, indem man sie in einen größeren, gesamtgesellschaftlichen Kontext stellt – nämlich in den Kontext einer Gesellschaft in einer fundamentalen und existentiellen Krise.

Hier spielen dann natürlich auch all jene Aspekte eine große Rolle, die Sie mit Blick auf die Medizin, insbesondere in ihrer historisch gewachsenen und der modernen Naturbeherrschungsrationalität entsprechenden Gestalt der »Maschinenmedizin«, ansprechen: Schon immer war die (moderne) Medizin so paradox und irrational wie die kapitalistische Gesellschaft insgesamt, weil Medizin als Geschäft nur bedeuten kann, von Krankheit zu leben und daher auch systematisch Krankheit zu produzieren, anstatt sie angemessen zu behandeln.

Letzteres würde vor allem implizieren, den Mensch als Ganzes, als soziales Wesen mit einem sozialen Umfeld und mit unterschiedlichen Voraussetzungen und Lebensbedingungen usw. zu sehen. Das kann Medizin aber schon aufgrund besagter Naturbeherrschungsrationalität nicht leisten, die sie dazu zwingt, Krankheiten auf isolierte Faktoren (insbesondere Krankheitserreger) und den kranken Menschen auf einen von der medizinischen Norm abweichenden Körper zu reduzieren. Es ist kein Wunder, dass die Medizin die Menschen seit Jahr und Tag dermaßen schlecht und unwürdig behandelt, denn als Mensch tritt der Kranke im medizinischen Setting praktisch überhaupt nie in Erscheinung, sondern bloß als Diagnose – und in Zeiten von Corona stimmt nicht einmal mehr das, denn da gibt es überhaupt nur noch positive Testresultate, während eine sorgfältige Differentialdiagnostik unterbleibt. Das verdeutlicht aber eben auch, dass die schon immer bestehenden, systematischen Defizite der Medizin vor dem Hintergrund von Corona nochmals eine neue Qualität annehmen und diese Entwicklung quasi parallel zu den allgemeinen gesellschaftlichen Krisenprozessen verläuft.

Gerade an der Impfung wird das auf beängstigende Weise ersichtlich: Gemessen an der tatsächlichen Gefährlichkeit des Coronavirus und den erheblichen Risiken, die auf der anderen Seite mit den neuen Impfstoffen in Kauf genommen werden und die natürlich nicht zwangsläufig, aber möglicherweise mittelfristig Schäden an Gesundheit und Menschenleben in einem Ausmaß anrichten können, das wir uns lieber noch gar nicht vorstellen wollen, muss man die Impfkampagnen eigentlich als eine Art gesellschaftlichen und medizinischen Amoklauf qualifizieren. (Sollte sich bewahrheiten, dass SARS-CoV-2 aus einem Labor stammt, wäre das noch ein zusätzlicher Beleg für die mittlerweile völlig überbordende Irrationalität der kapitalistischen Zivilisation und ihres wissenschaftlichen und insbesondere medizinischen Betriebs: Ein durch Menschenhand erzeugtes, genetisch modifiziertes Virus, das nun durch dieselbe Gentechnologie, in Form genetischer Impfstoffe, bekämpft werden soll – das wäre wahrlich ein neuer Höhepunkt in der Dialektik der Aufklärung.)

Ich habe relativ lange gebraucht, aus der Fassungslosigkeit und in weiterer Folge auch Sprachlosigkeit über diesen unglaublichen Unfug des letzten Jahres, gepaart mit zunehmender Bösartigkeit nicht nur der politischen Personnage, sondern in zunehmendem Maße auch großer Teile der Bevölkerung (speziell im Umgang mit Kritikern) herauszukommen und dabei auch eine geeignete Form zu finden, um die Geschehnisse adäquat einzuordnen (Theoriearbeit ist ja immer auch eine oft mühsame Vermittlungstätigkeit zwischen Inhalt und Form). Ich könnte auch heute noch nicht behaupten, mir auf alles, was in den letzten 15 Monaten passiert ist, einen Reim machen zu können, und manches wird sich wahrscheinlich auch niemals exakt rekonstruieren lassen. Eine offene und schwer zu klärende Frage ist beispielsweise auch, welche konkrete Rolle bestimmte politisch-ökonomische Interessenkonstellationen in der Pandemie spielen (z. B. The Great Reset, »Der große Neustart« des Weltwirtschaftsforums). Dass es solche Interessenskonstellationen natürlich gibt sowie Akteure, die die Corona-Krise für sich zu nutzen trachten und zum Teil auch stark davon profitieren (Digitalindustrie, Pharmaindustrie, Online-Riesen wie Amazon, Google etc.), ist nicht zu leugnen und gewissermaßen kapitalistischer Normalfall. Was das Geschwurbel eines KLAUS SCHWAB bezüglich eines »Great Reset« angeht, würde ich es aber eher mit NAOMI KLEIN halten wollen und solche Elaborate zunächst einmal als das betrachten, was sie sind: ein grelles Ensemble von Wunschvorstellungen und »Visionen« (im pathologischen Sinn) vor allem westlicher Eliten bzw. Kapitalfraktionen, von denen vieles wohl auch weiterhin (zum Glück) nur eine Wunschvorstellung bleiben wird.

Ich gehe, ehrlich gesagt, auch nicht davon aus, dass hinter der Corona-Krise ein »Plan« steckt und wir sozusagen das Opfer einer großen »Verschwörung« sind. Ich bin eher geneigt, anzunehmen, dass das Ganze – vor dem Hintergrund zunehmender gesellschaftlicher Krisentendenzen – »passiert« ist und rasch eine unheilvolle Eigendynamik mit einer ganzen Reihe parasitärer politökonomischer und sozialpsychologischer Prozesse entfaltet hat. Diese Eigendynamik ist freilich, wie gesagt, angetrieben durch die übliche kapitalistische Anarchie aufeinanderstoßender, divergenter Interessen, die die Corona-Krise instrumentalisieren und für sich zu nutzen trachten und dabei sicherlich auch in der einen oder anderen Weise Einfluss auf Inhalt und Form des Krisenmanagements zu nehmen versuchen, wobei aber diese Interessen krisenbedingt immer mehr durcheinandergehen und (wie ja gerade an der Corona-Krise besonders anschaulich besichtigt werden kann) zunehmend absurde Effekte zeitigen.

Wovon ich jedenfalls, bei allen sonstigen, durchaus zahlreichen Unwägbarkeiten, überzeugt bin, ist, dass die Corona-Krise im Kontext einer gesamtgesellschaftlichen Krise zu betrachten ist und auch nur als solche hinreichend verstanden werden kann. Das bedeutet natürlich auch, dass es mit einer kritischen Aufarbeitung der Corona-Krise alleine nicht getan ist, sondern diese Aufarbeitung letztlich in einer Fundamentalkritik der zunehmend an ihren eigenen Widersprüchen erstickenden kapitalistischen Zivilisation münden muss. (Vielleicht muss man auch den Maskenwahn in diesem Zusammenhang sehen: Wir ersticken uns lieber selber, als einen Ausstieg aus diesem inhumanen und lebensfeindlichen System zu denken.)

Zu dieser umfassenden Aufarbeitung der Corona-Krise und ihrer gesellschaftlichen Ursachen möchte ich jedenfalls gerne meinen Beitrag leisten, und ich würde mich freuen, wenn wir vielleicht diesbezüglich gelegentlich in einen Austausch eintreten könnten.

Ganz unabhängig davon möchte ich mich an dieser Stelle nochmals herzlich für Ihr kritisches Engagement bedanken. Es lässt sich kaum hinreichend ermessen und in Worte fassen, wie wichtig es ist, dass es in Zeiten wie diesen Menschen wie Sie gibt (zumal solche aus dem akademischen Kontext – das ist leider alles andere als selbstverständlich), die sich nicht mundtot machen lassen wollen und dabei ihre Karriere und ihren Ruf riskieren.

Übrigens ist mir zu Ohren gekommen, dass auch Sie inzwischen mit einem Disziplinarverfahren der Ärztekammer konfrontiert sind, das noch dazu auf den denkbar fadenscheinigsten Vorwürfen zu beruhen scheint. Ich hoffe und wünsche Ihnen, dass die Sache gut für Sie ausgeht und die Ärztekammer mit ihrem perfiden Ansinnen nicht durchkommt.

Ich würde mich freuen, bei Gelegenheit von Ihnen zu hören. Falls nicht (Sie sind bestimmt vielbeschäftigt), nutze ich trotzdem nochmals die Gelegenheit, um mich bei Ihnen zu bedanken, und wünsche Ihnen auch weiterhin alles Gute.

Beste Grüße, ANDREAS URBAN

Einen wunderschönen Nachmittag!
Entschuldigen Sie, dass ich Sie kontaktiere. Ich habe gerade Ihr Interview: https://www.youtube.com/watch?v=wCAogoq3yA4 Dummheit und Profitgier – Impfen bei Angst | Univ. Prof. Dr. med. Christian Schubert | QS24 gesehen.

Sie sprechen mir aus der Seele. Ich bin Musikschullehrerin und ich habe im letzten Jahr so einiges mitbekommen, das fast nicht mehr ertragbar ist.
Ich wollte Ihnen danken für Ihren Mut.
Hochachtungsvoll, E. E.

Im ersten Lockdown wurde den Kindern und Eltern so viel Angst gemacht, dass sie sogar nach dem 2. Lockdown vorm Christkind Angst hatten. Ihre Angst war, dass das Christkind vielleicht Corona mitbringen könnte und Oma und Opa sterben könnten. – Das sind Gedanken einer 5-jährigen!!!
Ein anderer Junge traute sich nicht mehr zu singen (alleine mit mir im Klassenraum bei offenen Fenster und Sicherheitsabstand) – nach einer Silbe verstummte er und meinte, das sei ja verboten! Er wolle ja keinen anstecken.
Schüler im Lockdown saßen mindestens 6 Stunden vorm Computer – nun »Schule«. Resultat: Einige Schüler wurden zu Brillenträger, welche vorher nie »Augenprobleme« hatten. Viele jammerten auch über Kopfschmerzen (durch das viele Bildschirmarbeiten).
Einige Schüler ziehen sich zurück. Sie haben alles aufgegeben: Musik machen, Tanzen und sogar das Reiten. (Die waren echte *Vereinsmayer* – und jetzt geben sie alles auf. Ihnen ist das alles zu anstrengend; sie sind 11 bis 12 Jahre alt).

Wieder in den Schulen war es auch sehr fragwürdig: Alle Abstand halten!!! Fast keine Maskenpausen!!!

Die Lehrer sind auch mit Angst behaftet, dass sie selbst infiziert werden bzw. dass sich das Virus in der Schule ausbreitet und dann die Schule wieder ins Homeoffice geschickt wird.

Bsp.: Eine Schülerin (12 Jahre) wollte Luft schnappen, weil Sie Kreislaufprobleme hatte. Sie ging in der Pause zum offenen Fenster und zog die Maske unter die Nase – sofort war der Aufsichtslehrer da und rügte sie. Das alles unter dem Aspekt der Gesundheit.

– Kinder mit offenen Händen (durch Desinfektionsmittel)
– Kinder und Jugendliche mit Maskenakne bzw. immer Kopfweh (durch das Maskentragen).

Zusätzlich hatten die Schüler noch *Angst*, dass sie positiv getestet werden.

Ein Elternteil meinte, die Tochter (9 Jahre) habe am Sonntagabend bereits Bauchweh, weil sie befürchte, dass sie vielleicht vor der ganzen Klasse positiv getestet werde. Auch ihre Kolleginnen haben gesagt, dass sie Angst hätten, aber sie würden es nie vor der ganzen Klasse zugeben (Gruppenzwang).

Wo führt das noch hin? – Einige meiner Schüler fürchten sich so, weil sie das ganze Schuljahr zu Hause waren und nicht mehr in der Schule, sie haben keine Sozialkontakte …

Andere Eltern haben die Testung verweigert, da diese befürchteten, dass es der erste Schritt sei und dann die Impfung folgen könnte. Jetzt sind wir fast so weit oder?

Cc: kontakt@servustv.com <kontakt@servustv.com>

Betreff: WG: Talk im Hangar – Sendung von 14. Mai (glaube ich) – und auch Ihr Auftritt

Sehr geehrter Herr Prof. SCHUBERT – unten eine E-Mail an Herrn FLEISCHHACKER von dieser Woche; seine Sendungen sind erfrischend – der Medizin-Professor, der in der E-Mail angesprochen ist, sind Sie – es gibt einen Ausschnitt von Ihnen, der über die Kanäle geht, da geht es mit Ihnen emotional ein bisschen durch (was aber auch nur zu verständlich ist) – Sie beschreiben in eineinhalb Minuten für mich zu hundert Prozent authentisch, was hier (in Österreich / Deutschland und anderswo) passiert – Staatsterror und eine gierige Pharmaindustrie, bei der man nur vermuten kann, dass alle Arten eines noch zulässigen Lobbyismus überschritten sind (das sind jetzt meine Worte) – und ich traue dieser Medizin so wenig wie Sie; vielen Dank Ihnen.

Übrigens (am Rande): Das Auftreten von Herrn BARTENS hat mich an die Piefke-Filme aus den 1980er Jahren erinnert – ich schäme mich wirklich, Deutscher zu sein (im Sinne von Fremdschämen) – in einer Runde mit Österreichern, die sympathisch und fachlich überzeugend auftreten, spielt sich ein Deutscher in einer Art und Weise auf, wie es dem Klischee entspricht; ich hab gesehen – sie haben auch eine deutsche»Vergangenheit« – das merkt man aber nicht mehr – wenn ich das hier mal so sagen darf; naja – gehört vielleicht hier nicht her – ich wollte es aber mal loswerden.

Ich kämpfe hier seit längerer Zeit an diversen Fronten – ich gehöre zu denen, die glauben, dass das, was seit Januar jedenfalls passiert (vorher mag das noch anders gewesen sein) nicht nur totales Versagen des Staates ist und nicht nur totale Angststarre, sondern dass das auch ein Staatsverbrechen sein könnte – die Pharmaindustrie zockt ab – Politiker verdienen wahrscheinlich mit – die Regierungen bauen die Gesellschaften um zu etwas, was uns nicht so gefallen wird (meine Befürchtung) – ich hab seit einem halben Jahr ein massives Störgefühl. Es braucht noch mehr prominente Stimmen, die sich jetzt erheben. Vielen Dank für Ihre Klarheit.

Mit freundlichen Grüßen

STEFAN FENZEL

Sehr geehrter Herr Prof. SCHUBERT,

Danke für Ihre Wortmeldungen in der Sendung »Talk im Hangar 7«.
Ihre Statements kann ich, obwohl Nicht-Mediziner (ich bin in einem
gänzlich anderen Bereich der Forschung tätig), nur beipflichten.

Bei der Sache geht es *nicht* um das *Virus*, sondern wohl hoffentlich
um den *Menschen*. Um den Menschen mit all seiner Anfälligkeit, seinen Stärken und Schwächen. Unsere Psyche hat wohl hoffentlich etwas
damit zu tun, ob wir erkranken oder nicht. Warum wohl durchleben
viele Menschen in oder kurz nach einer Lebenskrise ein schweres Leiden? Wenn es hier keine Korrelation gäbe, wie Dr. MÜCKSTEIN uns
glauben machen will, dann wäre doch dieser für jeden vernünftigen
Menschen unübersehbare Zusammenhang ganz sonderbar und un-
erklärlich. Ich selbst war zumindest in meinem Leben noch nie krank,
ohne dass mir in dieser Zeit der Krankheit oder danach klar wurde,
was der psychische Anteil dieser Krankheit war. Ich bin derzeit bei
einem Akupunkteur in Behandlung und mache dabei Erfahrungen,
die ich von der Schulmedizin bislang noch nicht kannte (hinsichtlich
Wirksamkeit und Heilungserfolg).

Die Menschheit lebt durch die Massenmedien seit 13 Monaten in
Angst und Schrecken und vielen Menschen (ich musste heute einen
Mitarbeiter bitten, sich aus der Arbeit zurückzuziehen, weil er mit
den Nerven am Ende ist) steht das Wasser bis zum Hals. Mich wun-
dert, dass bei dieser Dauerbelastung nicht noch mehr Menschen er-
krankten oder sich das Leben genommen haben. Wir existieren in
einem Self-Fulfilling-Prophecy-Strudel der modernen Maschinen-
Medizin und Reagenzglas-Virologie, aus dem es scheinbar nur einen
Ausweg geben darf: die Wunder-Impfung. Mit »gut erprobten«
Medikamenten assoziiere ich leider Contergan …

Falls man Fragen stellt, ist man entweder verrückt, rechts, bösartig, verantwortungslos oder einfach zu dumm, um die Komplexität der Sache zu verstehen (auch als habilitierter Forscher, der seit 25 Jahren im Forschungsumfeld tätig ist). Im Gegensatz zu vielen meiner MitbürgerInnen habe ich mir aber die Mühe gemacht, etliche Studien zu diesem Thema zu lesen und mich auch sonst auf sehr breiter Ebene in das Thema eingearbeitet. Die Widersprüchlichkeiten der Aussagen, Studien und der allgemeinen Situation erhöhen jedenfalls nicht mein Vertrauen, und die doch sehr problematische Sicht und dampfwalzenartige Argumentationsführung von tonangebenden Medizinern wie Dr. MÜCKSTEIN tun dies ebenfalls nicht.

Ich bin, was diese technische Immunisierung anbelangt, aus meiner Sicht daher berechtigt besorgt und skeptisch. Meine Erfahrung in den letzten Monaten hat gezeigt, dass meine Skepsis bereits zu sozialer Ausgrenzung führt. Ich muss daher sehr aufpassen, was ich selbst im privaten Umfeld zu diesem Thema sage. Die Bevölkerung ist so verängstigt, dass diese Ausgrenzungen bis ins engste Privat- und Familienleben reichen. Diese Politik *kann* nicht gesund sein! Wie begegnet man diesem nun noch zusätzlich auftretenden Druck? Was können Menschen tun, die Fragen, Sorgen und Bedenken haben?

Besten Dank und freundliche Grüße, U. M.

Lieber CHRISTIAN SCHUBERT!

Da ich jetzt in einem Krankenhaus, an der Schleuse, arbeite, bekomme ich einen Einblick in das System. Leider muss ich dir rechtgeben, mit deinen Wortmeldungen und Statements, die ich mit Interesse verfolge. (Respekt, Talk im Hangar ...)

Götter in Weiß gebärden sich abgehoben, werden leider auch hofiert. Es wird ein immenser Druck auf das Pflegepersonal ausgeübt, die Pflegekräfte werden dorthin geschoben, wo sie gerade gebraucht werden. Es brodelt, aber jeder ist abhängig. Diese Abhängigkeit wird gnadenlos ausgespielt (immenser Druck bei Impfungen, Tests ...)

Mein Eindruck ist folgender: Im Grunde genommen war die Medizin, wie sie in den letzten Jahren ausgeübt wurde, bereits auf dem Abstellgleis. Die Menschen haben sich schon ganz anderen Heilmethoden zugewandt. Jetzt, in der Coronapandemie, fühlt sich diese Art der Medizin gestärkt, denn sie kann sich als Lebensretter positionieren und sie wird ihren Feldzug so gnadenlos durchführen, bis wir alle kapitulieren, leider. Die Klinik-Leiter geben sich ganz nett (so Schafspelzimage, aber wehe, man stellt sich gegen ihre Verordnungen, dann fahren sie ihre Krallen aus).

Neulich sprach ich mit einer Patientin: Sie hatte eine Odyssee hinter sich, ging jahrelang in das Spital, immer dieselbe Prozedur (Medikamente, Röntgen, Blutabnahme, wieder Medikamente usw.), bis sie aufwachte und eine alternative Heilmethode mit Spurenelementen usw. durchführte. Ihr geht es blendend, sie ist froh, dass sie diese Odyssee hinter sich gebracht hat.

Apropos Impfungen: Mittlerweile kommen bereits gar nicht so wenige mit Impfschäden, es betrifft vor allem das Herz (Herzrasen, Herzrhythmusstörungen ...), diese Beschwerden hatten sie vorher nicht, sie sind erstmals nach den Impfungen aufgetreten. Muss so sein, wenn man sich in einem Krieg mit dem Virus befindet: auf ein paar Kollateralschäden mehr oder weniger kommt es anscheinend nicht an. (Hochgerechnet auf ganz Österreich möchte ich die Dunkelziffer gar nicht wissen.)

Mit lieben Grüßen, c. w.

Sehr geehrter Herr Prof. Dr. SCHUBERT,
haben Sie vielen, vielen Dank für Ihre Ausführungen in der Talksendung »Talk im Hangar 7«.

Kurz zu meiner Person: Ich versehe seit etwas mehr als drei Jahrzehnten meinen Dienst als Polizeibeamter, seit ein paar Jahren – »Gott sei Dank« nach eigenem Gesuch – im Verkehrsdienst.

Seit bald einem Jahr befinden wir uns alle in einem, wie ich es persönlich empfinde und auch wahrnehme, künstlich herbeigeführten Ausnahmezustand. Der Druck und die innere Zerrissenheit, die auf einigen meiner Kollegen und auch mir lasten, sind immens.

Die Willkür dieser und auch vieler anderer Regierungen, das Framing, das gängige medial unterstützte Narrativ und diese unsägliche Spaltung der Gesellschaft empfinde ich mehr als sehr erschreckend und beängstigend. Ich selbst bemerke dies persönlich an anhaltenden Schlafstörungen und Hautausschlägen.

Offensichtlich macht krank, was krank macht (sagte/meinte schon meine verstorbene Mutter). Es sind diese unsinnigen, dümmlichen, zum Teil kindlich naiven und nicht nachvollziehbaren Anweisungen und diese unsinnige Panik, welche von der Politik vorgegeben und von den etablierten Medien weitergegeben bzw. verstärkt werden.

Ich für mich persönlich habe meine Schlüsse daraus gezogen und habe mich bis dato nicht »schuldig« gemacht. Ich habe diesen »Corona«-Schwachsinn zu keinem Zeitpunkt mitgetragen. Meiner Ansicht nach wurden bereits zu viele »rote Linien überschritten«.

Ich bin in erster Linie Mensch und als ein solcher behandle ich andere Menschen auch so, wie ich behandelt werden möchte. Ich begegne meinem Gegenüber stets auf Augenhöhe und erachte dies als Selbstverständlichkeit.

Ich persönlich kann alle Ihre Aussagen und Ausführungen voll inhaltlich, als Betroffener, bestätigen. Sie sind so etwas von richtig, sie sind auf dem richtigen Weg.

Ich danke Ihnen für Ihre Ausführungen, die mich wieder an sehr viele Aussagen bereits verstorbener Familienmitglieder erinnerten.

Die »Alten« haben es bereits gewusst und wenn ich den Anlass meiner E-Mail, diese Talkrunde, »reflektiere«, dann sage ich Ihnen als ganz einfach gestrickter Mensch, dass Sie mit der von Ihnen vertretenen Meinung nicht nur richtig, sondern »goldrichtig« liegen.

Just my two cents ...

Mit freundlichen Grüßen, т. к.

Sehr geehrter Herr Dr. Dr. SCHUBERT,
ich habe mit großem Interesse die gestrige TV-Diskussion und Ihre Beiträge dazu verfolgt! Vielen, vielen Dank, dass Sie zahlreichen Menschen und auch mir eine Stimme geben (die ich leider in vielen anderen österreichischen Medien derzeit völlig vermisse). Sie haben mir in vielen Punkten aus der Seele gesprochen.

Ich bin 49 Jahre alt, studierte Betriebswirtin und Psychotherapeutin. Nach vielen Jahren in der Wirtschaft arbeite ich seit mehr als 10 Jahren hauptberuflich als Psychotherapeutin und Coach mit Menschen unterschiedlicher Altersgruppen und mit verschiedensten Problematiken / z. T. schwerwiegenden Diagnosen.

Gerade in den letzten Tagen ist meine eigene Verzweiflung über die Corona-Situation und die Ohnmacht, der wir diesbezüglich ausgesetzt sind, extrem gestiegen.

Ich arbeite jede Woche mit ganz vielen Menschen therapeutisch. Während Corona lange Zeit innerhalb ihrer psychischen Problematik ein Randthema war, ist mittlerweile für viele Klienten eine unerträgliche Situation aufgrund der Corona-Maßnahmen entstanden, die auch therapeutisch neue Herausforderungen bedeutet, weil – wie Sie so schön sagten – Selbstwirksamkeit und Kontrollüberzeugung (sonst so bedeutende Faktoren) im Kontext nachweislich sinnloser, wirkungsloser Totaleinschränkungen kaum mehr herstellbar sind. Noch kein/e einzige/r meiner KlientInnen hatte Corona bzw. durch die Krankheit direkt anderweitig dramatische Folgen zu erleiden. Ich brauche Ihnen meine Erfahrungen aber bestimmt nicht schildern, ich denke, Sie wissen, wovon ich schreibe.

Noch niemals zuvor habe ich mich gegen bestehende Gesetze, demokratische Entscheidungen aufgelehnt, ich war noch nie im Leben auf einer Demo, aber nun ist ein Zeitpunkt gekommen, wo ich die Geschehnisse nicht mehr akzeptieren kann. Es ist offensichtlich, dass die Lebensgrundlage von Millionen Menschen systematisch vernichtet wird, was sachlich in keinster Weise zu rechtfertigen ist, von der besprochenen Verhältnismäßigkeit sowieso keine Spur. Nebenbei gesagt, ich bin Mutter von zwei Kindern (15 und 11 Jahre alt).

Auch ich bin keine Corona-Leugnerin und auch keine Verschwörungstheoretikerin und nehme die Krankheit für alte und/oder gesundheitlich vorbelastete Menschen sehr ernst. Ihre gestern genannten Argumente haben mich insgesamt sehr angesprochen und es hat mich einerseits erleichtert, dass Ihre Meinung auf diesem Weg Verbreitung findet. Andererseits zeichnet sich keine Umkehr ab und Gedanken an die weiteren Auswirkungen (inklusive soziale Auswirkungen, Unruhen, etc.) sind zu einer dramatischen, wie es scheint, unausweichlichen Bedrohung auch für mich geworden.

Ich habe mich entschlossen, Ihnen zu schreiben um Ihnen zu danken für Ihre Aussagen und Sie zu bestärken, weiterhin die Verbreitung Ihrer Sichtweise zu forcieren. Ich frage mich, warum sich die österreichische Regierung nicht mal mit jemandem wie Ihnen austauscht. Es wäre höchst an der Zeit! Die vielzitierten anderen Experten bestärken nur die bereits eingeschlagene Richtung!

Ich sehe mich nach wie vor nicht als Demonstrantin auf der Straße, aber ich frage mich, in allergrößter Sorge um die Zukunft unserer Gesellschaft in gesundheitlicher, wirtschaftlicher und sozialer (ganzheitlicher!!) Hinsicht, was ich tun kann, um diesem Irrsinn irgendetwas entgegenzusetzen. Falls Sie konstruktive Möglichkeiten kennen, Einfluss zu nehmen, bin ich für Empfehlungen dankbar.

Noch einmal herzlichen Dank und Ihnen alles Gute, ich hoffe sehr, wieder bzw. weiterhin öffentlich wirksam von Ihnen zu hören.

Mit freundlichen Grüßen, D. K.

BIOGRAPHIE DES AUTORS

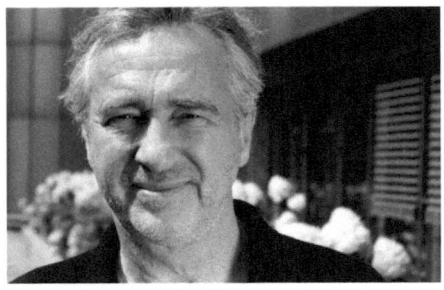

ICH BIN AM 23. JUNI 1961 in Oldenburg/Deutschland als Sohn einer Opernsängerin und eines Kapellmeisters geboren. Nach einem halben Jahr übersiedelten meine Eltern aufgrund eines beruflichen Engagements meines Vaters nach München, wo ich mit meinem fünf Jahre jüngeren Bruder MUKI aufwuchs. Bereits früh war klar, dass ich Arzt werden wollte, jedoch interessierte ich mich während meiner Schulzeit zunehmend auch für Psychologie. Nach meinem Abitur 1981 zog ich nach Innsbruck, um dort nicht nur Medizin, sondern danach auch Psychologie zu studieren. Mir war nämlich schnell klar geworden, dass meine Leidenschaft Psychologie im Medizinstudium nicht annähernd befriedigt wurde.

1987 starb meine Mutter.

Nach meiner Promotion in Medizin 1992 begann ich als wissenschaftlicher Mitarbeiter am Universitätsinstitut für Medizinische Chemie und Biochemie Innsbruck erste Laborerfahrungen zu sammeln.

1993 starb mein Vater.

1995 wurde mir vom damaligen Klinikdirektor GERHARD SCHÜSSLER die Möglichkeit angeboten, an der Universitätsklinik für Medizinische Psychologie Innsbruck ein Labor für Psychoneuroimmunologie (PNI) aufzubauen. Getragen vom damaligen Geist der Klinik im Sinne von THURE VON UEXKÜLL suchte ich schon früh eine Forschungsalternative zum herkömmlichen sehr mechanistischen Untersuchungszugang in der Medizin. Mein Forschungsschwerpunkt liegt daher bis heute in der Entwicklung eines besonderen Forschungsdesigns, der Integrativen Einzelfallstudie. Dieser Forschungszugang zeichnet sich darin aus, das komplexe Wechselspiel zwischen biologischen, psychologischen und sozialen Faktoren unter Berücksichtigung der subjektiven Bedeutung und Prozesshaftigkeit von Alltagerleben (»life as it is lived«) zu untersuchen. 2000 erwarb ich die ärztliche Approbation. 2003 schloss ich mein Psychologiestudium mit einem weiteren Doktorat ab und habilitierte im Bereich Medizinische Psychologie, Psychosomatik und Psychotherapie. Nach meiner Heirat ging ich mit meiner Frau SABINE 2004 für ein Jahr nach San Diego, U.S.A., wo ich unter der Leitung von JOEL DIMSDALE am Department for Psychiatry der University of California San Diego (UCSD) weiter im Bereich der PNI forschte. Nach unserer Rückkehr nach Österreich 2005 wurden unsere beiden Kinder NOAH und SIRI im Abstand von fünf Jahren geboren. 2005 schloss ich die Ausbildung zum Klinischen- und Gesundheitspsychologen und 2008 jene zum ärztlichen Psychotherapeuten mit psychodynamischer Ausrichtung ab. Wenn man mich heute nach meiner medizinischen Identität fragt, dann liegt sie klar hierin begründet.

Es folgte die Arbeit am Lehrbuch *Psychoneuroimmunologie und Psychotherapie*, das erstmals 2011 im Schattauer-Verlag erschien und bereits in 2. Auflage vorliegt. Später wurden noch die Bücher *Was uns krank macht, was uns heilt* (Fischer & Gann) sowie *Das Unsichtbare hinter dem Sichtbaren* (BOD) veröffentlicht.

Seit 2016 bin ich als Konsortialpartner bei einem vom Innovationsfonds der Deutschen Bundesregierung geförderten Versorgungsforschungsprojekt namens PETRA (personalisierte Therapie der rheumatoiden Arthritis mit Hilfe der Psychoneuroimmunologie) beteiligt.

Und dann kam die Corona-Pandemie, die endgültig klarmachte, dass die Schulmedizin mit ihrer dualistischen Trennung von Körper und Seele sowie der vorzugsweisen Konzentration auf das Stoffliche in der Bekämpfung einer komplexen Gesundheitskrise mehr gesundheitlichen Schaden als Nutzen haben dürfte.

DANKSAGUNG

ICH WIDME DIR, SABINE, dieses Buch in großer persönlicher Verbundenheit! Einer der schönsten und bewegendsten Momente der letzten zwei Jahre war für mich zweifelsohne, als ich spürte, wie eng meine Familie in einer so destruktiven und potenziell spaltenden Zeit zusammensteht; als ich sah, wie unsere Kinder durch eine große Phase der persönlichen und politischen Entwicklungen gingen und weiterhin gehen; als ich erlebte, wie ich mich zu hundert Prozent auf dich, SABINE, als meine Frau und die Mutter meiner Kinder, verlassen konnte. Ich sehe das als großes Geschenk an, das mir immense Kraft gibt.

Dafür bin ich dir, SABINE, unendlich dankbar. Schon immer bewunderte ich deine moralische Festigkeit und Loyalität, deinen unermesslichen Freiheitsdrang, dein Gesundheitsbewusstsein und deinen Gerechtigkeitswillen. Was aber da in den letzten zwei Jahren zu Tage trat, verdient nochmals meinen höchsten Respekt. Auf dass du, SABINE, weiterhin der moralische Fels in unserer Familie bleibst und niemals deine so bewundernswerten menschlichen Grundsätze verlierst – ich schätze dich von ganzem Herzen!

DIESES BUCH WÄRE NIEMALS realisierbar gewesen, wenn ich nicht erneut auf die große verlässliche und erfahrene Hilfe von Dr. MATHILDE FISCHER sowie auf die engagierte, konstruktive und kreative Umsetzung von GESINE BERAN hätte zählen können.

Daher möchte ich mich von Herzen bei den beiden für ihre so unermüdliche Hilfe bedanken. Sie haben einmal mehr Unmögliches möglich gemacht. Ohne sie hätte das Buch niemals so perfekt und noch dazu so rasch entstehen können. Chapeau!

GESUNDHEIT UND KRANKHEIT
NEU DENKEN

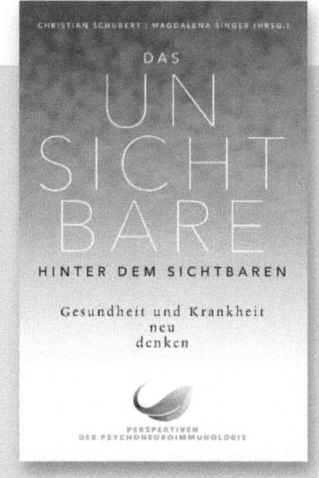

Christian Schubert | Magdalena Singer (Hrsg.)

DAS UNSICHBARE HINTER DEM SICHTBAREN

Gesundheit und Krankheit
neu denken

**Perspektiven
der Psychoneuroimmunologie**

13,5 x 21,2 cm | 296 Seiten
Paperback | 25,00 Euro
ISBN 978-3-75269-072-9

UNSERE MEDIZIN IST STARK KÖRPERORIENTIERT, obwohl Gedanken und Gefühle bei der Entstehung von Krankheiten eine enorme Rolle spielen. Dies belegt eindrucksvoll die Disziplin der Psychoneuroimmunologie (PNI). Doch wie können wir dieses Zusammenspiel zwischen Geist und Körper, zwischen Unsichtbarem und Sichtbarem besser verstehen?

Diese Frage beleuchten 12 namhafte Expertinnen und Experten aus verschiedenen Perspektiven. Der Band versammelt Beiträge aus Fachbereichen wie der Psychoneuroimmunologie, der Psychoanalyse, der Bindungsforschung, der Naturheilkunde bis zur Musikwissenschaft.

Und das Fazit ist eindeutig: Wir müssen Gesundheit und Krankheit völlig neu denken!

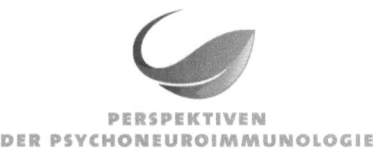

PERSPEKTIVEN
DER PSYCHONEUROIMMUNOLOGIE